住院医师超声医学PBL教学培训系列教程

甲状腺疾病
超声图解100例

总 主 编　姜玉新　何　文　张　波

主　　编　张　波　牛丽娟　罗渝昆

编者名单（按姓氏笔画排序）

马姣姣	王亮凯	王振艳	王博雅	牛丽娟	卢　潇
冯　莉	吕广洁	朱沈玲	刘　健	刘如玉	汤珈嘉
李广涵	李梦媛	李惠霖	杨　沫	杨　筱	张　波
张　艳	张　通	张　蕊	张晓燕	陆薇丹	武敬平
罗渝昆	郑宇觐	屈　峥	赵小华	赵瑞娜	祝　凯
祝晓东	姚小奇	贾欣颖	徐天爽	席雪华	阎　琳
谢　芳	赖兴建	魏　伟			

总 秘 书　席雪华

编写秘书　席雪华　马姣姣

绘　　图　郭显鹏

人民卫生出版社
·北　京·

图书在版编目（CIP）数据

甲状腺疾病超声图解 100 例 / 张波，牛丽娟，罗渝昆
主编 . —北京：人民卫生出版社，2023.7
住院医师超声医学 PBL 教学培训系列教程
ISBN 978-7-117-33919-3

Ⅰ.①甲…　Ⅱ.①张…②牛…③罗…　Ⅲ.①甲状腺
疾病 —超声波诊断 —岗位培训 —教材　Ⅳ.①R581.04

中国版本图书馆 CIP 数据核字（2022）第 199669 号

人卫智网　www.ipmph.com	医学教育、学术、考试、健康， 购书智慧智能综合服务平台	
人卫官网　www.pmph.com	人卫官方资讯发布平台	

甲状腺疾病超声图解 100 例
Jiazhuangxian Jibing Chaosheng Tujie 100 Li

主　　编：张　波　牛丽娟　罗渝昆
出版发行：人民卫生出版社（中继线 010-59780011）
地　　址：北京市朝阳区潘家园南里 19 号
邮　　编：100021
E - mail：pmph @ pmph.com
购书热线：010-59787592　010-59787584　010-65264830
印　　刷：北京盛通印刷股份有限公司
经　　销：新华书店
开　　本：787×1092　1/16　　印张：14
字　　数：341 千字
版　　次：2023 年 7 月第 1 版
印　　次：2023 年 8 月第 1 次印刷
标准书号：ISBN 978-7-117-33919-3
定　　价：105.00 元

打击盗版举报电话：010-59787491　　E-mail：WQ @ pmph.com
质量问题联系电话：010-59787234　　E-mail：zhiliang @ pmph.com
数字融合服务电话：4001118166　　E-mail：zengzhi @ pmph.com

"人民健康是社会文明进步的基础"。医学生的毕业后教育是整个医学教育体系中一个重要阶段,也是院校基础教育过渡到临床医学教育的桥梁,有助于刚毕业的医学生充实专业知识,加强医学实践,提高独立的临床思维能力和专业技术能力。

2014年6月30日,《关于医教协同深化临床医学人才培养改革的意见》的发布标志着我国临床医学教育发展进入新的历史阶段,意义重大,影响深远。经过多年的努力,目前已基本建成院校教育、毕业后教育、继续教育三阶段有机衔接的中国特色的标准化、规范化临床医学人才培养体系,即以"5+3"为主体的临床医学人才培养体系:5年临床医学本科教育后,再加3年住院医师规范化培训或3年临床医学硕士专业学位研究生教育。

超声医学科住院医师培养的核心是提高住培学员的自我学习能力和超声诊断思维能力,而目前的教学方式为理论授课和临床实践,缺乏激发医学生独立深度思考、解决问题的环节,且评估体系不完善,同时,使用的教材参差不齐,参考书籍深浅不一,无法满足标准化、规范化培养临床医学人才的目的。基于问题学习(PBL)的教学是以问题为学习起点,教师课前提出问题并围绕问题编写教案,学生通过查找资料,以小组协作的方式找到问题的答案,课后及时进行自我评价、小组评价,教师进行分析、总结的方式来进行教学,整个学习过程由学生主导,培养学生自我学习能力和超声诊断思维能力,与传统教学方法相比较,其优势显著。

中日友好医院超声医学科注重住培学员、进修生和研究生的培养,近年来,创新性地引入了有别于传统教学方式的PBL教学模式,取得了较好的效果。经过充分的材料准备和精心策划,科室组织超声领域各个亚专业专家编写了本套教材,共10册,内容包括住院医师超声医学PBL教案及甲状腺疾病、乳腺疾病、妇科疾病、产科疾病、外周血管疾病、胰腺疾病、腹部血管疾病、先天性心脏病、颅内血管疾病的典型病例,集中展示了PBL教学内容中所涉及的常规、典型、疑难、特殊疾病。该套教材的编写目的在于促进PBL教学方法在超声专业领域推广,辅助学生加深对相关专业知识的直观领悟和融会贯通。

感谢中日友好医院超声医学科及参与教材编写的各位专家、教授,感谢各位为超声医学教育所付出的辛勤努力。期待本套教材能够对提高住院医师自我学习能力和超声诊断思维能力起到推进作用,成为住院医师规范化培训过程中行之有效的辅助工具。由于编者经验有限,疏漏在所难免,敬祈各位专家、同行批评指正!

姜玉新 何 文 张 波

2023年1月

甲状腺疾病是临床常见的内分泌系统疾病,近年来发病率逐年上升,严重影响着广大人民群众的身体健康。超声作为甲状腺疾病首选影像学诊断方法,发挥了重要作用。具体方法包括常规超声(灰阶超声和彩色多普勒超声检查)、超声弹性成像、超声造影、超声引导下细针穿刺活检(FNA)、超声引导下消融治疗等。常规超声通过甲状腺结节的图像征象判断病变性质、风险分层并指导治疗。由于甲状腺疾病声像图特征存在一定的多样性及复杂性,"同像异病,同病异像"给图像解读造成了一定的困难。因此,在日常临床实践中,医生们需要结合患者临床病史,并不断提高自己对超声图像的解读能力,以准确判断患者的病情,并制订合理的治疗方案。

本书《甲状腺疾病超声图解 100 例》是《住院医师超声医学 PBL 教学培训系列教程》丛书中的第二册,可搭配第一册《住院医师超声医学 PBL 教学教案》使用,旨在通过 100 例真实的甲状腺超声图像案例,并辅以详细描述和结论,方便读者进行自主学习,帮助读者理解并掌握甲状腺疾病的声像图表现,从而提高诊断的准确性和治疗的有效性。本书以简洁明了的语言、直观生动的图像、清晰详细的解读步骤,全面系统地介绍了甲状腺疾病的超声图像特征和甲状腺结节的 2015 年 ATA 指南风险分层、ACR TI-RADS 分级以及 C-TIRADS 分级。每个案例都以图文结合的方式,详细解读了图像中的各项超声特征以及其可能关联的病理意义,为读者深入理解甲状腺疾病提供了全方位的超声影像视角。同时,本书还参阅了国内外最新的文献和书籍资料,为读者提供权威的参考依据。

本书适合广大医学生、临床医师、超声医师以及对甲状腺疾病感兴趣的读者阅读和学习。希望通过本书的阅读和学习,读者能够更加深入地了解甲状腺疾病的超声图像表现,提高自己的诊断能力和治疗水平,为甲状腺疾病患者的康复做出更大的贡献。同时,也希望本书能够成为医学教育和临床实践中的一本重要参考书籍,为医务人员提供实用的超声图像解读方法和经验。

张　波　牛丽娟　罗渝昆
2023 年 7 月

目　录

病例 1 ⋯⋯⋯⋯⋯⋯⋯⋯⋯⋯⋯⋯⋯ 1

病例 2 ⋯⋯⋯⋯⋯⋯⋯⋯⋯⋯⋯⋯⋯ 3

病例 3 ⋯⋯⋯⋯⋯⋯⋯⋯⋯⋯⋯⋯⋯ 5

病例 4 ⋯⋯⋯⋯⋯⋯⋯⋯⋯⋯⋯⋯⋯ 7

病例 5 ⋯⋯⋯⋯⋯⋯⋯⋯⋯⋯⋯⋯⋯ 9

病例 6 ⋯⋯⋯⋯⋯⋯⋯⋯⋯⋯⋯⋯⋯ 10

病例 7 ⋯⋯⋯⋯⋯⋯⋯⋯⋯⋯⋯⋯⋯ 11

病例 8 ⋯⋯⋯⋯⋯⋯⋯⋯⋯⋯⋯⋯⋯ 13

病例 9 ⋯⋯⋯⋯⋯⋯⋯⋯⋯⋯⋯⋯⋯ 14

病例 10 ⋯⋯⋯⋯⋯⋯⋯⋯⋯⋯⋯⋯⋯ 15

病例 11 ⋯⋯⋯⋯⋯⋯⋯⋯⋯⋯⋯⋯⋯ 16

病例 12 ⋯⋯⋯⋯⋯⋯⋯⋯⋯⋯⋯⋯⋯ 17

病例 13 ⋯⋯⋯⋯⋯⋯⋯⋯⋯⋯⋯⋯⋯ 18

病例 14 ⋯⋯⋯⋯⋯⋯⋯⋯⋯⋯⋯⋯⋯ 19

病例 15 ⋯⋯⋯⋯⋯⋯⋯⋯⋯⋯⋯⋯⋯ 21

病例 16 ⋯⋯⋯⋯⋯⋯⋯⋯⋯⋯⋯⋯⋯ 22

病例 17 ⋯⋯⋯⋯⋯⋯⋯⋯⋯⋯⋯⋯⋯ 23

病例 18 ⋯⋯⋯⋯⋯⋯⋯⋯⋯⋯⋯⋯⋯ 25

病例 19 ⋯⋯⋯⋯⋯⋯⋯⋯⋯⋯⋯⋯⋯ 27

病例 20 ⋯⋯⋯⋯⋯⋯⋯⋯⋯⋯⋯⋯⋯ 29

病例 21 ⋯⋯⋯⋯⋯⋯⋯⋯⋯⋯⋯⋯⋯ 31

病例 22 ⋯⋯⋯⋯⋯⋯⋯⋯⋯⋯⋯⋯⋯ 33

病例 23 ⋯⋯⋯⋯⋯⋯⋯⋯⋯⋯⋯⋯⋯ 35

病例 24 ⋯⋯⋯⋯⋯⋯⋯⋯⋯⋯⋯⋯⋯ 36

病例 25 ⋯⋯⋯⋯⋯⋯⋯⋯⋯⋯⋯⋯⋯ 37

病例 26 ⋯⋯⋯⋯⋯⋯⋯⋯⋯⋯⋯⋯⋯ 38

病例 27 ⋯⋯⋯⋯⋯⋯⋯⋯⋯⋯⋯⋯⋯ 40

病例 28 ⋯⋯⋯⋯⋯⋯⋯⋯⋯⋯⋯⋯⋯ 43

病例 29 ⋯⋯⋯⋯⋯⋯⋯⋯⋯⋯⋯⋯⋯ 45

病例 30 ⋯⋯⋯⋯⋯⋯⋯⋯⋯⋯⋯⋯⋯ 48

病例 31 ⋯⋯⋯⋯⋯⋯⋯⋯⋯⋯⋯⋯⋯ 50

病例 32 ⋯⋯⋯⋯⋯⋯⋯⋯⋯⋯⋯⋯⋯ 53

病例 33 ⋯⋯⋯⋯⋯⋯⋯⋯⋯⋯⋯⋯⋯ 56

病例 34 ⋯⋯⋯⋯⋯⋯⋯⋯⋯⋯⋯⋯⋯ 58

病例 35 ⋯⋯⋯⋯⋯⋯⋯⋯⋯⋯⋯⋯⋯ 61

病例 36 ⋯⋯⋯⋯⋯⋯⋯⋯⋯⋯⋯⋯⋯ 64

病例 37 ⋯⋯⋯⋯⋯⋯⋯⋯⋯⋯⋯⋯⋯ 66

病例 38 ⋯⋯⋯⋯⋯⋯⋯⋯⋯⋯⋯⋯⋯ 68

病例 39 ⋯⋯⋯⋯⋯⋯⋯⋯⋯⋯⋯⋯⋯ 70

病例 40 ⋯⋯⋯⋯⋯⋯⋯⋯⋯⋯⋯⋯⋯ 72

病例 41 ⋯⋯⋯⋯⋯⋯⋯⋯⋯⋯⋯⋯⋯ 74

病例 42 ⋯⋯⋯⋯⋯⋯⋯⋯⋯⋯⋯⋯⋯ 77

病例 43 ⋯⋯⋯⋯⋯⋯⋯⋯⋯⋯⋯⋯⋯ 80

病例 44 ⋯⋯⋯⋯⋯⋯⋯⋯⋯⋯⋯⋯⋯ 82

病例 45 ⋯⋯⋯⋯⋯⋯⋯⋯⋯⋯⋯⋯⋯ 84

病例 46 ⋯⋯⋯⋯⋯⋯⋯⋯⋯⋯⋯⋯⋯ 86

病例 47 ⋯⋯⋯⋯⋯⋯⋯⋯⋯⋯⋯⋯⋯ 87

病例 48 ⋯⋯⋯⋯⋯⋯⋯⋯⋯⋯⋯⋯⋯ 91

病例 49 ⋯⋯⋯⋯⋯⋯⋯⋯⋯⋯⋯⋯⋯ 93

病例 50 ⋯⋯⋯⋯⋯⋯⋯⋯⋯⋯⋯⋯⋯ 95

病例 51 ⋯⋯⋯⋯⋯⋯⋯⋯⋯⋯⋯⋯⋯ 99

病例 52 ⋯⋯⋯⋯⋯⋯⋯⋯⋯⋯⋯⋯⋯ 101

病例 53 —————————————— 103
病例 54 —————————————— 105
病例 55 —————————————— 106
病例 56 —————————————— 107
病例 57 —————————————— 109
病例 58 —————————————— 111
病例 59 —————————————— 113
病例 60 —————————————— 115
病例 61 —————————————— 116
病例 62 —————————————— 118
病例 63 —————————————— 119
病例 64 —————————————— 121
病例 65 —————————————— 123
病例 66 —————————————— 126
病例 67 —————————————— 129
病例 68 —————————————— 130
病例 69 —————————————— 132
病例 70 —————————————— 134
病例 71 —————————————— 136
病例 72 —————————————— 138
病例 73 —————————————— 140
病例 74 —————————————— 142
病例 75 —————————————— 144
病例 76 —————————————— 146
病例 77 —————————————— 153
病例 78 —————————————— 155

病例 79 —————————————— 157
病例 80 —————————————— 160
病例 81 —————————————— 162
病例 82 —————————————— 164
病例 83 —————————————— 166
病例 84 —————————————— 170
病例 85 —————————————— 172
病例 86 —————————————— 174
病例 87 —————————————— 176
病例 88 —————————————— 178
病例 89 —————————————— 180
病例 90 —————————————— 182
病例 91 —————————————— 183
病例 92 —————————————— 185
病例 93 —————————————— 188
病例 94 —————————————— 190
病例 95 —————————————— 193
病例 96 —————————————— 197
病例 97 —————————————— 199
病例 98 —————————————— 201
病例 99 —————————————— 204
病例 100 ————————————— 207

附录　甲状腺结节分级指南 ———— 210
推荐阅读 ——————————————— 212
病例诊断查询表 ————————————— 213

病例1

【病史】男,36岁,发现颈部局部隆起1个月余,无明显不适。

【实验室检查】甲状腺功能七项检查正常。

【其他影像学检查】无。

【超声表现】见图1-1。

【超声诊断】甲状舌管囊肿合并出血可能性大。

【超声诊断依据】病变特征:边缘规则、边界清,超声造影提示肿物内低回声部分造影呈无增强表现,考虑良性病变。

【推荐】建议随诊。

【病理诊断】无。患者未行甲状腺细针穿刺(FNA)及手术治疗。

【点评】甲状舌管囊肿是一种源于甲状舌管残余上皮的先天性囊肿。人的甲状腺组织始发于胚胎期的第3周,是由侧咽囊的一些细胞外突形成。甲状腺原基最先位于舌底中线,7周时移动至颈前,并发育成两个侧叶和峡部。甲状腺原基发育移行过程中,同时与舌底通过甲状舌管相连,此管一般6周开始退化,10周闭锁。若甲状舌管退化不全、不消失,可在颈部形成先天性囊肿,多位于颈前正中线上,在舌骨与甲状软骨之间,若囊肿合并感染破溃可形成甲状舌管瘘。

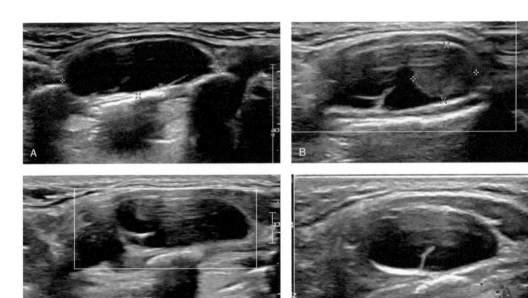

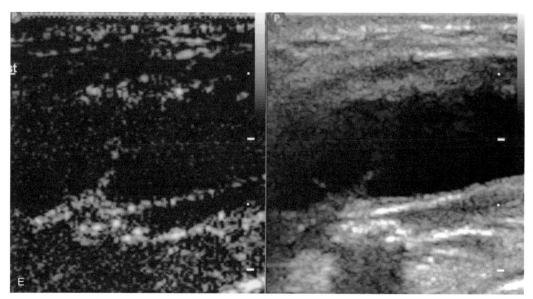

图 1-1　颈部肿物超声声像图

纵切面灰阶超声（A、B）示甲状软骨及舌骨之间囊性回声，大小约 3.1cm×1.0cm，边缘规则，边界清，内见纤维分隔，其内可见云雾状低回声，大小约 1.0cm×0.9cm；纵切面及横切面彩色多普勒血流成像（CDFI）（C、D）示结节周边及内部未见明显血流信号；纵切面超声造影（E）提示结节内分隔上可见微泡进入，低回声内未见微泡进入。

病例2

【病史】女,32岁,颈部不适2周,1年前体检甲状腺正常。

【实验室检查】无。

【其他影像学检查】无。

【超声表现】甲状腺右叶及右侧颈部见图2-1,双侧颈部淋巴结(-)。

【超声诊断】甲状腺右叶低回声结节,需除外亚急性甲状腺炎,高风险/TR 5/C-TI-RADS 4C类;右侧颈总动脉内前方中等回声,考虑异位甲状腺。

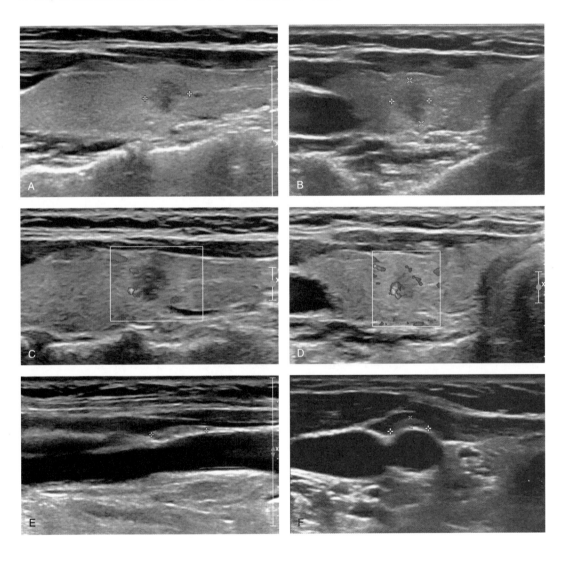

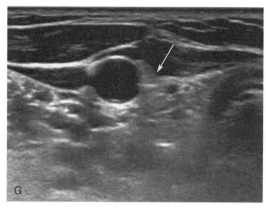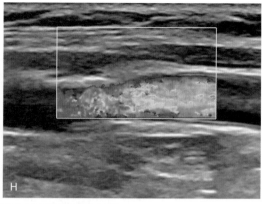

图 2-1　甲状腺右叶结节及右侧颈部超声声像图

纵切面及横切面灰阶超声(A、B)示右叶中下部低回声,大小约 0.7cm×0.6cm×0.7cm,边缘不规则,边界不清,纵横比>1,内见点状强回声;纵切面及横切面 CDFI(C、D)示边缘处穿支血流信号。纵切面及横切面灰阶超声(E、F、G)示右侧颈总颈动脉内前方中等回声结节,大小约 1.1cm×0.6cm×0.1cm,边界清,挤压时位置可移动(白色箭头所示)(G);纵切面 CDFI(H)示结节未见血流信号。

【超声诊断依据】右叶结节特征:实性、低回声、边缘不规则、纵横比>1、点状强回声。

ATA 风险分层(见附录):高风险(实性、低回声、边缘不规则、纵横比>1、点状强回声)。

ACR TI-RADS(见附录):12 分(实性:2 分;低回声:2 分;边缘不规则:2 分;,纵横比>1:3 分;点状强回声:3 分),TR 5。

C-TI-RADS(见附录):4 分(实性:1 分;边缘不规则:1 分;纵横比>1:1 分;点状强回声:1 分),4C 类。

该患者结节分级较高,但是结合病史,其 1 年前甲状腺正常,且现有颈部不适等症状,优先考虑炎性病变。

右侧颈部结节特征:实性、中等回声、边界清、挤压可见移动。

【推荐】建议随诊观察。

【病理诊断】患者强烈要求 FNA,结果提示:右叶亚急性甲状腺炎。患者未行手术治疗。

【点评】亚急性甲状腺炎又称亚急性肉芽肿性甲状腺炎、病毒性甲状腺炎、巨细胞性甲状腺炎,属于非化脓性甲状腺炎,自限性疾病,发病前 1 个月内(一般 1~3 周)常有病毒感染症状,发作时,可有疼痛及压痛。其超声特征多呈现为恶性特征,但是在随访过程中发现大小、位置均可有变化,病变可消失。且一般不遗留甲状腺功能减退。

甲状腺原基在下降过程中可发生异位,异位的甲状腺组织可存在于纵隔任何部位,多发生在甲状腺下降的路径上,主要在舌底部位,常合并甲状腺功能减退。

病例 3

【病史】女,19岁,检查发现颈根部肿物半个月余。

【实验室检查】抗甲状腺球蛋白抗体(anti-TGAb)134.3U/ml↑,抗甲状腺过氧化物酶自身抗体(anti-TPOAb)>1 300U/ml↑。

【其他影像学检查】胸部增强CT:左前上纵隔富血供占位。

【超声表现】甲状腺大小正常,回声均匀。左颈部Ⅵ区结节见图3-1。

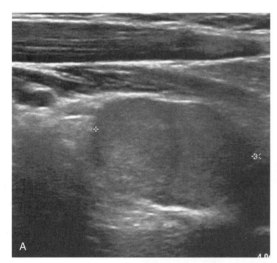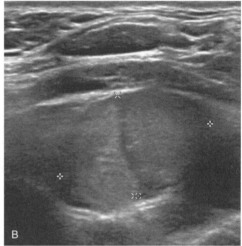

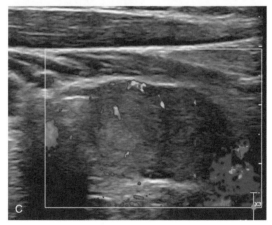

图 3-1 左颈部Ⅵ区实性占位超声声像图

纵切面及横切面灰阶超声(A、B)示左颈部Ⅵ区低回声实性结节,似由两个结节融合而成,大小约2.5cm×2.5cm×1.5cm,边缘规则,边界清;纵切面CDFI(C)示结节内短条状血流信号。

【超声诊断】左颈部Ⅵ区实性结节,性质待定。

【超声诊断依据】左颈部Ⅵ区结节特征:实性、低回声、边缘规则、边界清。

【推荐】建议FNA。

【病理诊断】未行FNA。手术石蜡标本提示:异位甲状腺伴结节性甲状腺肿及局灶腺瘤形成。

【点评】异位甲状腺的腺体可以发生所有甲状腺相关的疾病,如结节性甲状腺肿、腺瘤及甲状腺癌等。

病例 4

【病史】女,27 岁,体检发现甲状腺结节 2 周,无明显不适。

【实验室检查】甲状腺功能七项检查正常。

【其他影像学检查】无。

【超声表现】见图 4-1,双侧颈部淋巴结(-)。

【超声诊断】甲状腺左叶下极下方稍低回声,考虑甲状腺分叶可能;甲状腺右叶中等回声结节,考虑 ZT 结节(Zuckerkandl's tubercle),其内囊实性结节,考虑良性。

【超声诊断依据】右叶结节特征:囊实性、低回声、点状强回声后伴彗星尾,考虑是胶质结节。

【推荐】建议超声造影。

【病理诊断】无。

【点评】甲状腺分叶。甲状腺 ZT 结节是甲状腺侧叶最后面的部分邻近 Berry 韧带区域延伸而形成的结节,以右侧多见,可用于手术中识别和保护喉返神经和上甲状旁腺,ZT 结节直径多>1cm。ZT 结节内也可发生甲状腺结节,需要与甲状旁腺占位相鉴别。结节内点状强回声后伴有大彗星尾的多为胶质结晶,而不是微钙化。

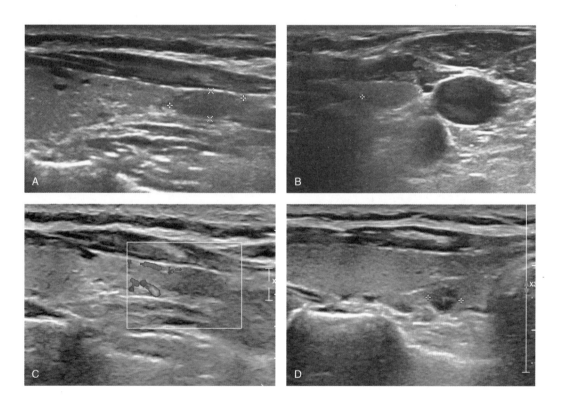

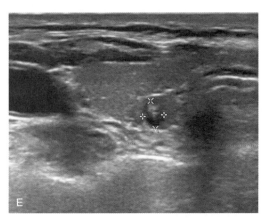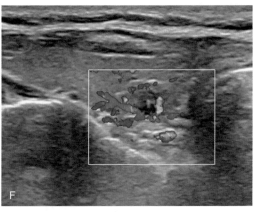

图 4-1　甲状腺左叶下极下方和右叶结节超声声像图

纵切面灰阶超声(A、B)示甲状腺左叶下极下方稍低回声,大小约 1.1cm×1.1cm×0.4cm,与甲状腺腺体相延续;纵切面 CDFI(C)未见明显血流信号。纵切面及横切面灰阶超声(D、E)示右叶中下部近背侧中等回声结节,其内见低回声囊实性结节,大小约 0.5cm×0.3cm×0.4cm,紧靠后方被膜,内见多处无回声,内另见多处点状强回声后伴彗星尾;横切面(F)示结节边缘处条状血流信号。

病例5

【病史】女,43 岁,体检发现甲状腺结节 1 个月余,无明显不适。

【实验室检查】甲状腺功能七项检查正常。

【其他影像学检查】无。

【超声表现】甲状腺右叶结节见图 5-1,双侧颈部淋巴结(−)。

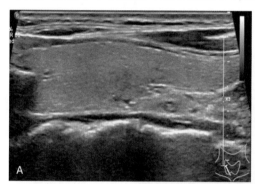 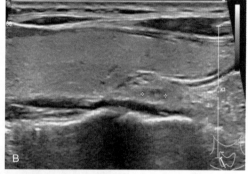
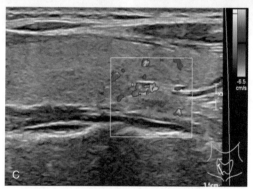

图 5-1　甲状腺右叶结节超声声像图

纵切面灰阶超声(A、B)示甲状腺右叶近背侧 ZT 结节,其内见中等回声囊实性结节,大小约 0.6cm×0.2cm,边缘规则,内见裂隙样无回声;纵切面 CDFI(C)示结节未见明显血流信号。

【超声诊断】甲状腺右叶囊实性结节,考虑良性。

【超声诊断依据】甲状腺右叶结节特征:囊实性(海绵征)、中等回声、边缘规则。

ATA 风险分层:极低风险(海绵征、中等回声)。

ACR TI-RADS:1 分(海绵征 0 分,中等回声 1 分),TR 1。

C-TI-RADS:0 分,3 类。

【推荐】建议随诊。

【病理诊断】未行 FNA 或手术。

【点评】此例也是甲状腺 ZT 结节内发生甲状腺囊实性结节,需要与甲状旁腺占位相鉴别。

病例 6

【病史】女,34 岁,发现甲状腺结节 3 年余,外院 FNA 提示(左叶实性结节)甲状腺乳头状癌。

【实验室检查】甲状腺功能五项检查正常,anti-TGAb 835.6U/ml↑、anti-TPOAb 168.9U/ml↑。

【其他影像学检查】无。

【超声表现】甲状腺右叶腺体及左叶结节见图 6-1,双侧颈部淋巴结(−)。

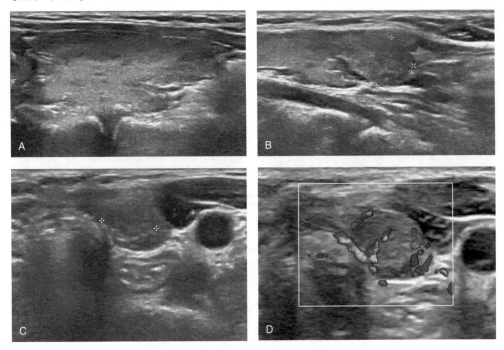

图 6-1　甲状腺右叶腺体及左叶结节超声声像图

纵切面灰阶超声(A)示甲状腺右叶腺体回声不均,可见弥漫分布小片状低回声,右叶中部近背侧可见 ZT 结节。纵切面及横切面灰阶超声(B、C)示左叶下极紧靠左侧峡部低回声实性结节,大小约 0.9cm×0.9cm×0.8cm,边缘不规则,内可见点状强回声;横切面 CDFI(D)示结节周边血流部分环绕,内部穿入较丰富。

【超声诊断】甲状腺弥漫性病变,考虑慢性炎症;甲状腺左叶实性结节,高风险/TR 5/C-TI-RADS 4C 类。

【超声诊断依据】左叶结节特征:实性、低回声、边缘不规则、点状强回声。

　　ATA 风险分层:高风险(实性、低回声、边缘不规则、点状强回声)。

　　ACR TI-RADS:9 分(实性 2 分,低回声 2 分,边缘不规则 2 分,点状强回声 3 分),TR 5。

　　C-TI-RADS:3 分(实性 1 分,边缘不规则 1 分,点状强回声 1 分),4C 类。

【推荐】建议 FNA。

【病理诊断】FNA 结果提示:甲状腺乳头状癌。患者未行手术治疗。

病例 7

【病史】男,24 岁,发现颈部肿大 1 个月余。患者无明显诱因出现喜食饥饿、情绪激动、失眠、怕热、多汗、体重减轻等症状。

【实验室检查】游离甲状腺素(FT$_4$)2.89ng/dl[①]↑,游离三碘甲状腺原氨酸(FT$_3$)7.73pg/ml↑,甲状腺素(T$_4$)18.2µg/dl ↑,三碘甲状腺原氨酸(T$_3$)3.70ng/ml↑。

【其他影像学检查】无。

【超声表现】见图 7-1。

【超声诊断】甲状腺弥漫性病变,结合病史,符合甲亢超声表现。

【超声诊断依据】甲状腺体积增大、回声减低、不均,腺体内血供丰富,结合甲状腺功能检查,符合甲亢超声表现。

【推荐】建议随诊观察。

【病理诊断】无。

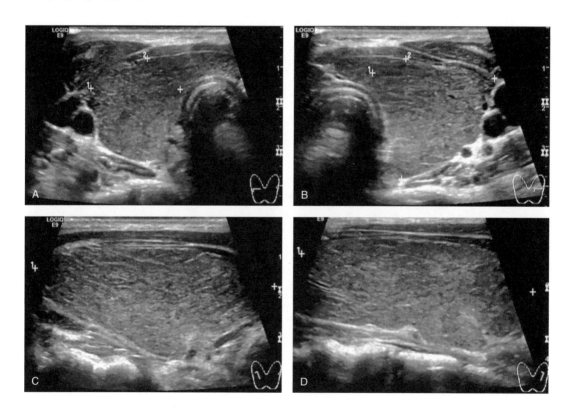

---

① 本书根据临床习惯,保留实验室检查常用单位。

其中,1µg/L=10^{2}ng/dl;1ng/L=1pg/ml;1mg/L=10^{2}µg/dl;1µg/L =1ng/ml。

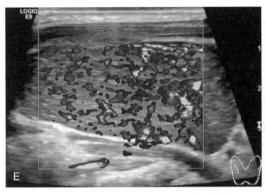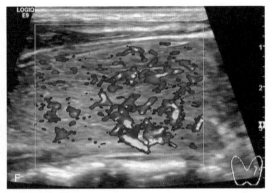

图 7-1 甲状腺超声声像图

纵切面及横切面灰阶超声(A、B、C、D)示甲状腺体积增大,右叶大小约 6.6cm×2.5cm×2.7cm,左叶大小约 6.8cm×3.2cm×3.0cm,峡部厚约 0.5cm,腺体回声弥漫性减低、不均;纵切面 CDFI(E、F)示腺体内血流信号丰富,呈"火海征"。

【点评】甲亢即甲状腺功能亢进症,是由于甲状腺合成和释放过多的甲状腺激素,造成机体代谢亢进和交感神经兴奋,引起心悸、出汗、进食和便次增多及体重减少的病症。多数患者还常常同时有突眼、眼睑水肿、视力减退等症状。

病例 8

【病史】女，31 岁，发现甲状腺肿 5 年余。患者 5 年前发现甲状腺功能亢进，给予甲巯咪唑治疗；6 个月前复查发现甲状腺功能减退，给予甲巯咪唑＋左甲状腺素钠片治疗，近期患者体检发现甲状腺较前增大。

【实验室检查】促甲状腺激素（TSH）6.05μU/ml↑，促甲状腺激素受体抗体（TR-Ab）3.07U/ml↑，余甲状腺功能正常。

【其他影像学检查】无。

【超声表现】甲状腺超声检查见图 8-1。

【超声诊断】甲状腺弥漫性病变，结合病史，符合甲亢超声表现。

【超声诊断依据】甲状腺体积增大、血供丰富，且 TSH 增高，符合甲亢超声表现。

【推荐】建议随诊观察。

【病理诊断】双侧甲状腺次全切术后石蜡病理：甲状腺组织，滤泡大小不一，滤泡上皮矮立方状，偶见乳头状内折及胶质吸收空泡，间质内可见淋巴细胞聚集，结合临床，考虑 Graves 病治疗后改变。

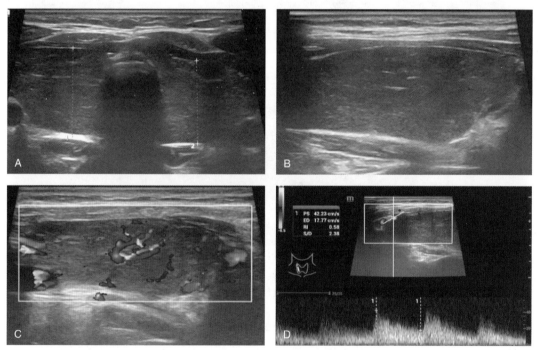

图 8-1　甲状腺超声声像图

纵切面及横切面灰阶超声（A、B）示甲状腺体积增大，右叶前后径约 2.4cm，左叶前后径约 2.3cm，峡部厚约 0.3cm，腺体回声减低、不均；纵切面 CDFI（C）示腺体内血流信号较丰富；纵切面脉冲波（PW）（D）示右侧甲状腺上动脉峰值流速（PSV）42.2cm/s，阻力指数（RI）0.58。

病例9

【病史】女,36岁,颈部疼痛1周,偶有心悸、多汗。

【实验室检查】红细胞沉降率测定21mm/h,T_3 14.08pmol/L↑,T_4 42.97pmol/L↑,TSH 0.03μU/ml。
2个月后复查:红细胞沉降率3mm/h,T_3 4.18pmol/L,T_4 13.18pmol/L,TSH 5.49μU/ml。

【其他影像学检查】无。

【超声表现】甲状腺超声图像见图9-1,双颈部可见多发低回声结节,右侧大者位于Ⅲ区,大小约1.5cm×0.6cm×0.3cm,左侧大者位于Ⅳ区,大小约1.8cm×1.1cm×0.6cm,边界清楚,形态规则,未见淋巴结门结构,CDFI示其内可见血流信号。

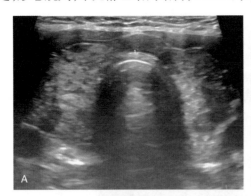
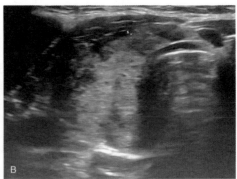
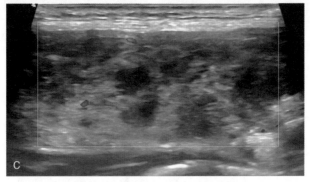

图9-1 急性甲状腺炎超声声像图

横切面(A、B)示甲状腺体积增大,形态失常,左叶前后径约2.2cm,右叶前后径约2.2cm,峡部前后径约0.4cm,实质回声减低、不均匀;纵切面CDFI(C)示腺体内未见明显异常血流信号。

【超声诊断】甲状腺弥漫性病变,急性甲状腺炎不除外,建议治疗后复查。

【超声诊断依据】甲状腺体积增大,形态失常,实质回声减低、不均匀,结合实验室检查,考虑急性甲状腺炎。

【推荐】建议随诊。

【病理诊断】无。

病例 10

【病史】女,69 岁,体检发现甲状腺结节 2 个月。

【实验室检查】甲状腺功能七项检查正常。

【其他影像学检查】无。

【超声表现】见图 10-1,双侧颈部淋巴结(-)。

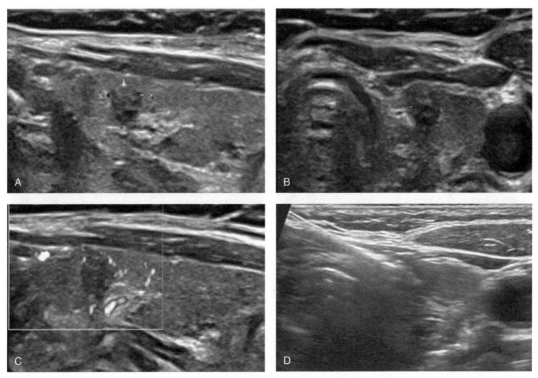

图 10-1　甲状腺左叶超声声像图

纵切面及横切面(A、B)示左叶上极低回声结节,大小约 0.5cm×0.4cm×0.5cm,边缘不规则,纵横比>1,部分边缘欠清晰;纵切面 CDFI(C)示结节周边条状血流信号;横切面 FNA(D),使用 23G 穿刺针对结节进行 FNA。

【超声诊断】甲状腺左叶上极实性结节,中等风险 /TR 4/C-TI-RADS 4B 类。

【超声诊断依据】结节特征:实性、低回声、边缘不规则、纵横比>1。

ATA 风险分层:高风险(实性、低回声、边缘不规则、纵横比>1)。

ACR TI-RADS:9 分(实性 2 分,低回声 2 分,边缘不规则 2 分、纵横比>1 为 3 分),TR 5。

C-TI-RADS:3 分(实性 1 分,边缘不规则 1 分,纵横比>1 为 1 分),4C 类。

【推荐】建议 FNA。

【病理诊断】FNA 结果提示:良性病变,考虑亚急性甲状腺炎。

病例 11

【病史】女,52 岁,颈部疼痛 1 周。

【实验室检查】甲状腺功能七项检查正常。

【其他影像学检查】无。

【超声表现】2019 年 11 月甲状腺超声检查正常;2020 年 5 月甲状腺右叶见图 11-1,双侧颈部淋巴结(−)。

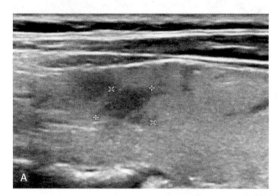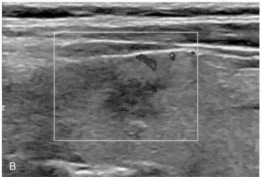

图 11-1　甲状腺右叶超声声像图

纵切面(A)示右叶上中部多处片状低回声,较大者约 1.0cm × 0.8cm,形态不规则,边界不清;
纵切面 CDFI(B)未见明显血流信号。

【超声诊断】甲状腺右叶多发片状低回声,考虑亚急性甲状腺炎。

【超声诊断依据】病变特征:低回声、形态不规则,边界不清,占位效应不明显;且患者半年前甲状腺超声检查正常,短期内新发多发片状低回声且伴有颈部不适,首先考虑亚急性甲状腺炎。

【推荐】建议随诊观察。

【病理诊断】未行 FNA。1 年后复查超声,低回声消失,甲状腺正常。

病例 12

【病史】男,48 岁,发现甲状腺占位 1 周。

【实验室检查】甲状腺功能检查正常。

【其他影像学检查】无。

【超声表现】见图 12-1。

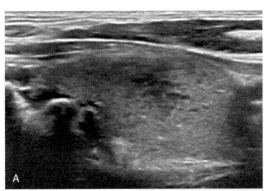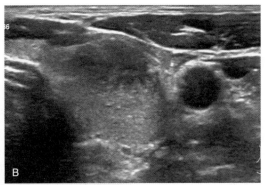

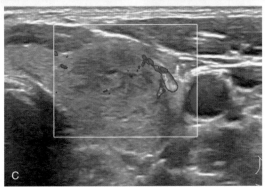

图 12-1　甲状腺左叶病变超声声像图

纵切面及横切面(A、B)示左叶中部片状低回声,范围约 2.6cm×0.8cm,边缘不规则,

边界模糊,占位效应不明显;横切面 CDFI(C)示周边条状血流信号。

【超声诊断】甲状腺左叶片状低回声,考虑亚急性甲状腺炎可能性大。

【超声诊断依据】病变特征:低回声、形态不规则、边界模糊、占位效应不明显。

【FNA 推荐】建议 FNA。

【病理诊断】FNA 提示:见滤泡上皮细胞、淋巴细胞及多核巨细胞,不除外亚急性甲状腺炎(TBSRTC Ⅱ)。

病例 13

【病史】女,73 岁,甲状腺右叶术后 1 年,发现左叶病变 5 日。

【实验室检查】甲状腺功能检查正常。

【其他影像学检查】无。

【超声表现】见图 13-1。

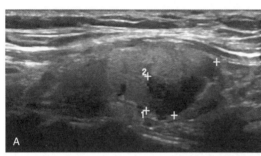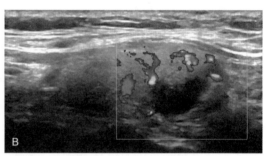

图 13-1　甲状腺左叶病变超声声像图

纵切面(A)示左叶下极低回声,范围约 1.7cm×0.8cm,边缘不规则,边界模糊,
占位效应不明显;纵切面 CDFI(B)示周边少许点状血流信号。

【超声诊断】甲状腺左叶低回声病变,考虑亚急性甲状腺炎。

【超声诊断依据】病变特征:低回声、形态不规则、边界模糊、占位效应不明显。

【FNA 推荐】建议随诊。

【病理诊断】未行 FNA 或手术。1 年半后超声复查(见图 13-2),甲状腺左叶低回声,较前显著缩小,倾向炎性病变,建议随诊。

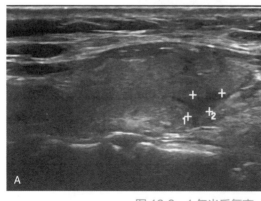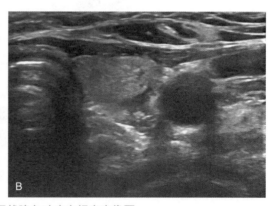

图 13-2　1 年半后复查,甲状腺左叶病变超声声像图

纵切面及横切面(A、B)示左叶下极低回声,范围约 0.7cm×0.4cm,边缘不规则,
边界模糊,占位效应不明显。

病例 14

【病史】女,39岁,颈部不适2个月余。

【实验室检查】甲状腺功能五项检查正常,anti-TGAb 1 256.5U/ml↑、anti-TPOAb 629.3U/ml↑。

【其他影像学检查】无。

【超声表现】甲状腺超声检查见图14-1。

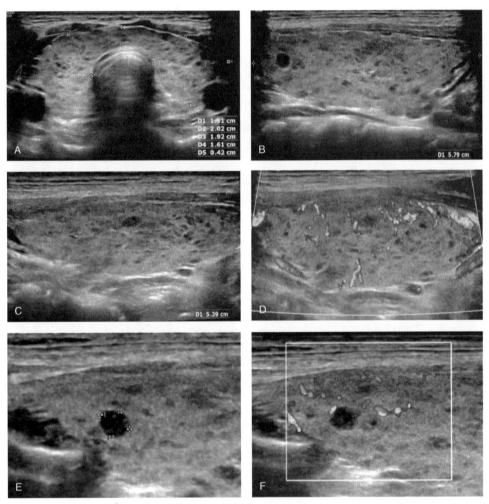

图 14-1　甲状腺超声声像图

纵切面及横切面(A、B、C)示甲状腺右叶大小约 5.7cm×1.9cm×2.0cm,左叶大小约 5.4cm×1.9cm×1.6cm,峡部厚约 0.4cm;甲状腺体回声不均,弥漫分布小片状低回声,小于 0.5cm。纵切面 CDFI(D)示腺体内血流信号较丰富。纵切面(E)示右叶上中部低回声实性结节,大小约 0.4cm×0.3cm,边界清;纵切面 CDFI(F)示结节周边短条状血流信号。

【超声诊断】甲状腺弥漫性病变,考虑慢性炎症;甲状腺右叶上中部实性结节,中等风险 / TR 4/C-TI-RADS 4A 类。

【超声诊断依据】患者甲状腺功能检查:anti-TGAb 和 anti-TPOAb 均升高,提示桥本甲状腺炎,甲状腺腺体回声不均伴弥漫性低回声,符合桥本甲状腺炎超声表现。

右叶结节特征:实性、低回声、边界清。

ATA 风险分层:中等风险(实性、低回声)。

ACR TI-RADS:4 分(实性 2 分,低回声 2 分),TR 4。

C-TI-RADS:1 分(实性 1 分),4A 类。

【推荐】建议随诊观察。

【病理诊断】无。

【点评】桥本甲状腺炎又称为慢性淋巴细胞性甲状腺炎,也称为自身免疫性甲状腺炎,是一种典型的器官特异性自身免疫病之一,中年女性患者发病率较高。由于该病发展隐匿,临床表现常无特异性,甲状腺功能五项多正常,实验室检查时,anti-TGAb 和 anti-TPO 显示增高是最具有意义的诊断指标。但是也可以造成甲状腺功能异常:在疾病早期因为甲状腺组织破坏,甲状腺激素释放入血,可造成甲状腺功能亢进,即"桥本甲亢期";随着病程进展,多数患者都会发展为亚临床甲减,甚至甲减。病理上可将桥本甲状腺炎分为 4 个类型:①弥漫回声减低型,腺体体积增大,以峡部增厚明显,腺体回声弥漫减低,内可见多处条索样高回声,CDFI 示血供丰富;②弥漫网格型,腺体内弥漫分布小片状低回声区,呈网络样改变,CDFI 示血供丰富;③萎缩型,腺体体积缩小,CDFI 示血供正常或轻度增加;④局限型,腺体内可见局限性低回声区。本例属于弥漫网格型。

病例 15

【病史】女,39 岁,颈部不适 2 个月余。

【实验室检查】甲状腺功能五项检查正常,anti-TGAb 156.9U/ml↑、anti-TPOAb 89.2U/ml↑。

【其他影像学检查】无。

【超声表现】见图 15-1。

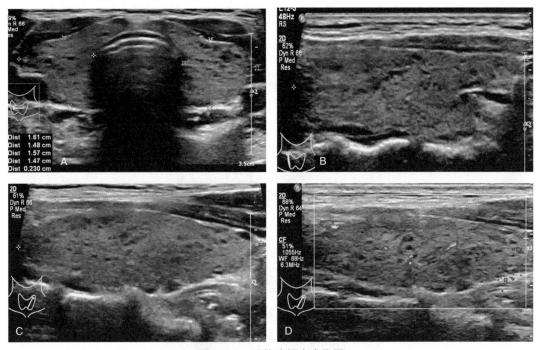

图 15-1 甲状腺超声声像图

纵切面及横切面(A、B、C)示甲状腺右叶大小约 5.3cm×1.6cm×1.5cm,左叶大小约 5.4cm×1.6cm×1.5cm,峡部厚约 0.2cm;甲状腺腺体回声不均,弥漫分布小片状低回声,<0.5cm。纵切面 CDFI(D)示腺体内血流信号正常。

【超声诊断】甲状腺弥漫性病变,考虑慢性炎症。

【超声诊断依据】甲状腺功能检查:anti-TGAb 和 anti-TPOAb 均升高,提示桥本甲状腺炎;甲状腺腺体回声不均伴弥漫性低回声,符合桥本甲状腺炎超声表现。

【推荐】建议随诊观察。

【病理诊断】无。

病例 16

【病史】男, 28 岁, 体检发现右侧甲状腺结节 1 个月余。

【实验室检查】无。

【其他影像学检查】无。

【超声表现】见图 16-1, 双侧颈部淋巴结(-)。

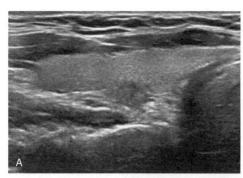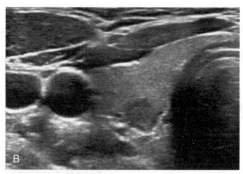

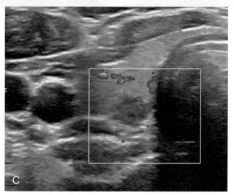

图 16-1　甲状腺右叶结节超声声像图

纵切面及横切面(A、B)示甲状腺右叶中部低回声实性结节, 大小约 0.6cm × 0.5cm × 0.6cm,
边缘不规则, 边界不清, 纵横比>1; 横切面 CDFI(C)示结节周边少许点状血流信号。

【超声诊断】甲状腺右叶实性结节, 高风险 /TR 5/C-TI-RADS 4C 类。

【超声诊断依据】结节特征:实性、低回声、边缘不规则、纵横比>1。

ATA 风险分层:高风险(实性、低回声、边缘不规则、纵横比>1)。

ACR TI-RADS:9 分(实性 2 分, 低回声 2 分, 边缘不规则 2 分、纵横比>1 为 3 分), TR 5。

C-TI-RADS:3 分(实性 1 分, 边缘不规则 1 分, 纵横比>1 为 1 分), 4C 类。

【推荐】建议 FNA。

【病理诊断】FNA 结果:良性病变, 考虑淋巴细胞性甲状腺炎。

【点评】本例属于文前提到的局限型桥本甲状腺炎。

病例 17

【病史】女，63 岁，发现甲状腺结节 30 余年，增大 1 个月余。

【实验室检查】TSH 1.628μU/ml，FT$_4$ 1.180ng/dl，FT$_3$ 2.58pg/ml，anti-TPOAb 286.10U/ml↑，anti-TGAb 130.90U/ml↑。

【其他影像学检查】无。

【超声表现】见图 17-1。

【超声诊断】甲状腺右叶下极等回声实性结节，低风险 /TR 3/C-TI-RADS 4A 类。

【超声诊断依据】结节特征：实性、等回声、结节内血流丰富杂乱，超声造影呈等增强，弹性成像质地中等。

ATA 风险分层：低风险（实性、等回声）。

ACR TI-RADS：3 分（实性 2 分，等回声 1 分），TR 3。

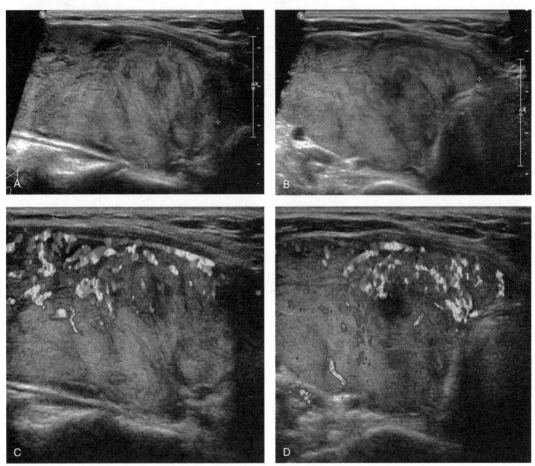

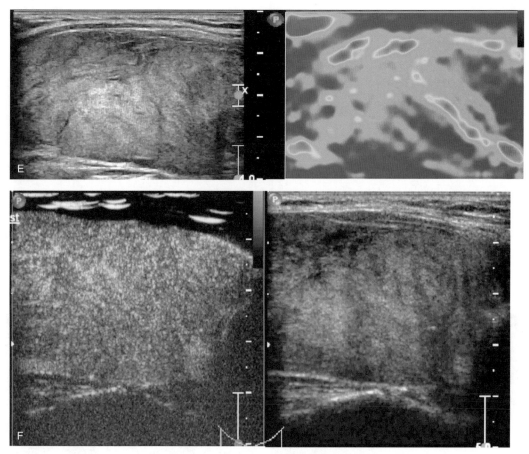

图 17-1　甲状腺右叶结节超声声像图

纵切面及横切面(A、B)示右叶下极实性等回声结节,大小约 4.8cm × 3.7cm × 3.2cm,边缘规则,边界清晰;纵切面及横切面 CDFI(C、D)示结节内部及周边较丰富血流信号;纵切面弹性成像(E)呈蓝绿相间,质地偏软;纵切面超声造影(F)示微泡进入同周边实质,分布尚均匀。

C-TI-RADS:1 分(实性 1 分),4A 类。

【FNA 推荐】建议随访或 FNA。

【病理诊断】未行 FNA。术后组织病理提示:(右侧甲状腺)桥本甲状腺炎。

病例 18

【病史】女,32 岁,体检发现甲状腺结节 10 个月。

【实验室检查】TSH 2.604μU/ml,FT$_4$ 1.058ng/dl,FT$_3$ 3.07pg/ml,anti-TPOAb 98.14U/ml↑,anti-TGAb 266.70U/ml↑。

【其他影像学检查】无。

【超声表现】见图 18-1,双侧颈部淋巴结(−)。

【超声诊断】甲状腺右叶中部实性结节,中等风险 /TR 4/C-TI-RADS 4B 类;甲状腺弥漫性病变,考虑慢性炎症。

【超声诊断依据】右叶结节特征:实性、极低回声、边缘尚规则、结节内血流丰富杂乱,超声造影呈均匀高增强,弹性成像质地偏软。

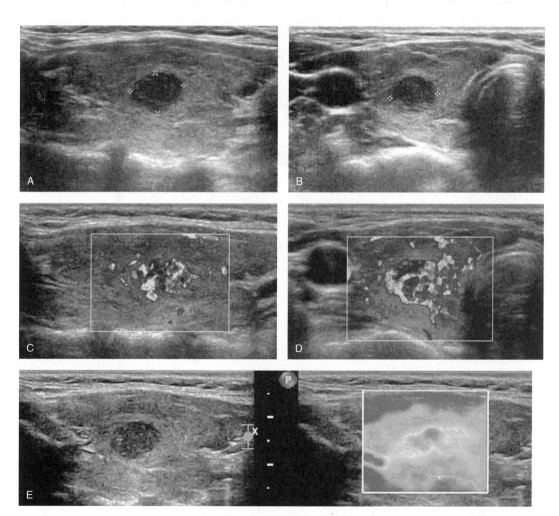

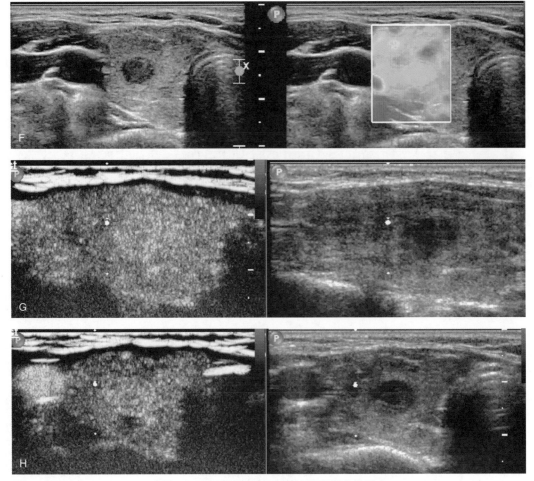

图 18-1　甲状腺右叶实性结节超声声像图

纵切面及横切面灰阶超声（A、B）示甲状腺右叶腺体回声不均，弥漫分布条索样中高回声；右叶中部可见极低回声实性结节，大小约 1.1cm×0.7cm，边缘尚规则，边界清晰，内可见条索样中高回声。纵切面及横切面 CDFI（C、D）示结节周边血流部分环绕，内部穿入较丰富。纵切面及横切面弹性成像（E、F）呈红黄绿相间，绿色为主，质地偏软。纵切面及横切面超声造影（G、H）示结节呈均匀高增强，与周围实质呈同步增强，同步消退。

　　ATA 风险分层：中等风险（实性、极低回声）。

　　ACR TI-RADS：5 分（实性 2 分，极低回声 3 分），TR 4。

　　C-TI-RADS：2 分（实性 1 分，极低回声 1 分），4B 类。

　　【推荐】建议 FNA。

　　【病理诊断】患者未行 FNA，直接行右侧叶切除术，术后组织病理提示：（右侧甲状腺）桥本甲状腺炎。

　　【点评】该患者女性、单发实性结节，根据超声特征风险分层，应首先进行 FNA，弹性成像提示质地较软，风险分层存在降级可能。但是患者强烈要求直接手术，术后结果为良性。因此，遵守标准诊疗流程，结合常规超声、超声新技术特征及 FNA 结果，有利于临床医生做出正确的治疗决策。

病例 19

【病史】女,29 岁,反复心悸半个月。

【实验室检查】血清甲状腺素测定 383.6nmol/L↑,T_3 30.80pmol/L,T_4 116.87pmol/L↑,TSH 0.01μU/ml,anti-TPOAb 118.9U/ml↑,TMAb 1 300.0U/ml↑。

【其他影像学检查】无。

【超声表现】见图 19-1,双侧颈部淋巴结(-)。

【超声诊断】甲状腺体积增大伴弥漫性病变。

【超声诊断依据】甲状腺体积增大、形态饱满,实质回声增粗、减低、不均匀,CDFI 示腺体内血流信号丰富。

【推荐】建议 FNA 或粗针穿刺活检术(CNB)。

【病理诊断】CNB 病理结果提示:木样甲状腺炎。

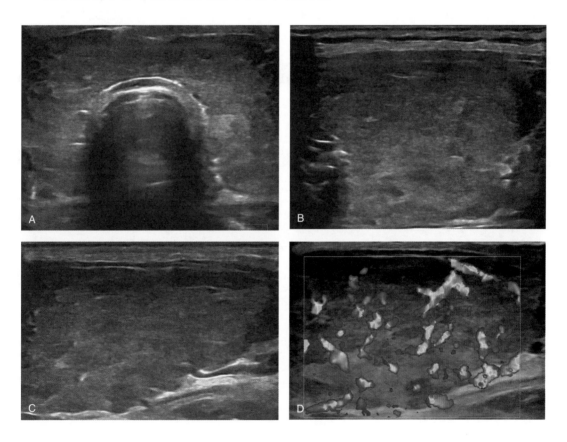

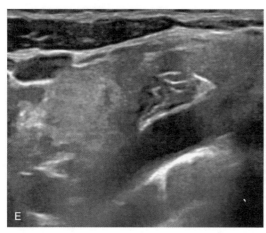
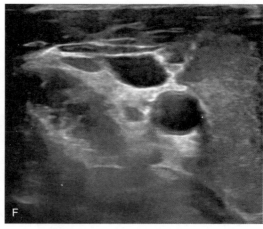

图 19-1　甲状腺超声声像图

横切面及纵切面（A、B、C）示甲状腺体积增大、形态饱满，左叶前后径约 2.1cm，右叶前后径约 2.3cm，峡部前后径约 0.5cm，腺体回声增粗、减低、不均；纵切面 CDFI（D）示腺体内血流信号丰富；纵切面及横切面（E、F）示低回声腺体包绕颈总动脉，动脉管腔受压形变。

【点评】木样甲状腺炎（riedel thyroiditis），又称侵袭性甲状腺炎（irwas Ⅳe thyroiditis）、纤维性甲状腺炎（ibrous thyroiditis）。Riedel 甲状腺炎，是一种少见的慢性炎性疾病，在 30~50 岁好发，病程较长，数月至数年，可合并全身其他部位的纤维性疾病，病理特点是甲状腺滤泡萎缩或破坏，被大量的纤维组织替代；淋巴细胞和浆细胞浸润；局灶性血管炎。木样甲状腺炎超声可见病变腺体突破甲状腺包膜向周围组织侵袭性生长。

病例 20

【病史】女,49 岁,体检发现甲状腺结节一周。

【实验室检查】甲状腺功能检查正常。

【其他影像学检查】无。

【超声表现】见图 20-1。

【超声诊断】甲状腺左叶中上部背侧低回声,超声造影提示乏血供病变,炎性病变可能性大。

【超声诊断依据】横切面左叶中上部背侧可见一低回声区,边界不清,形态不规则;超声造影低回声区呈不均匀低增强,局部区域增强低于周围组织,无明确分界。

【推荐】建议 FNA。

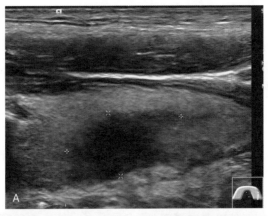

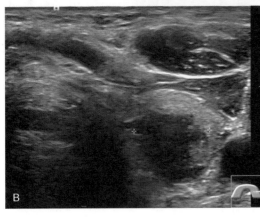
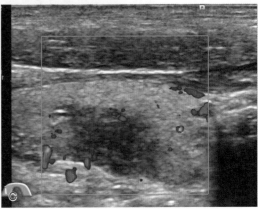

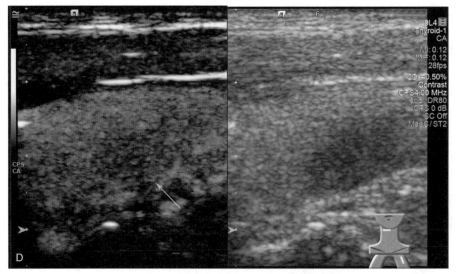

图 20-1 甲状腺左叶低回声超声声像图表现

纵切面及横切面（A、B）示甲状腺左叶上中部近背侧低回声，范围约 1.8cm×1.0cm×1.1cm，边缘不规则，边界不清；纵切面 CDFI（C）内见少许点状血流信号；纵切面超声造影（D）示低回声区呈不均匀低增强，与周围实质无明确分界。

【病理诊断】FNA 提示：(左叶中上部背侧)穿刺甲状腺组织，部分滤泡上皮萎缩，间质纤维组织增生显著伴较多淋巴、浆细胞浸润及多核巨细胞反应，结合免疫组化结果，目前不能完全排除 IgG4 相关硬化性疾病的可能，请临床综合考虑。免疫组化结果：CD3（灶 +），CD20（灶 +），IgG（+），IgG4（局灶阳性浆细胞数量多于 50 个 /HPF），CD23（滤泡 +），CD30（−），CD15（−），Ki-67（+20%），CK（上皮 +），CD79a（+），Lambda（+），Kappa（+）。

注：此例 IgG4 之阳性浆细胞数量多于 50 个 /HPF，但 IgG4/IgG 阳性浆细胞<40%，目前不能排除 IgG4 相关硬化性疾病的可能，请临床综合考虑。

【点评】IgG4 相关性疾病是一组以密集的淋巴细胞、浆细胞浸润，IgG4⁺ 浆细胞比例明显升高，席纹状纤维化及部分患者血清 IgG4 水平升高为特点的免疫介导的纤维炎性疾病。IgG4 与甲状腺的相关研究主要涉及 4 种疾病：IgG4 型桥本甲状腺炎、里德尔甲状腺炎、血清IgG4 升高型桥本甲状腺炎及血清 IgG4 升高型 Graves 病。IgG4 相关甲状腺疾病超声表现复杂多样，有弥漫低回声型、混杂回声型、局部低回声等。多项研究发现，甲状腺内低回声区提示严重的滤泡细胞蜕变、淋巴细胞浸润及纤维化。其诊断需要依靠免疫组化染色结果，但早期诊断和治疗可减轻损伤，延缓疾病进展，故超声发现疾病进展迅速时，应考虑 IgG4 相关甲状腺疾病的诊断。

病例 21

【病史】女,57 岁,体检发现甲状腺结节 1 年。

【实验室检查】甲状腺功能七项检查正常。

【其他影像学检查】气管相(正侧位):气管 $T_{1\sim2}$ 水平向左侧移位,管腔略变窄,请结合临床。

【超声表现】见图 21-1,双侧颈部淋巴结(−)。

【超声诊断】甲状腺右叶囊实性结节,考虑良性可能性大,极低风险 /TR 3/C TI-RADS 3 类。

【超声诊断依据】结节特征:囊实性、低回声、超声造影呈环状增强,弹性成像质地偏软。

ATA 风险分层:极低风险(囊实性、实性部分不偏心)。

ACR TI-RADS:3 分(囊实性 1 分,低回声 2 分),TR 3。

C TI-RADS:0 分,3 类。

【推荐】建议 FNA。

【病理诊断】患者未行 FNA,行右叶切除术,石蜡病理:结节性甲状腺肿。

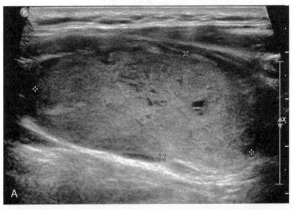

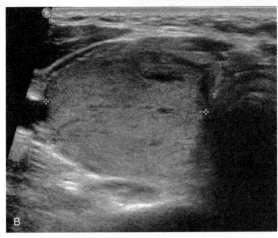
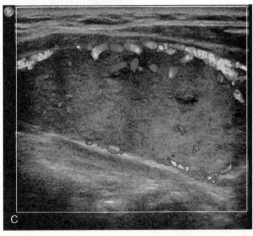

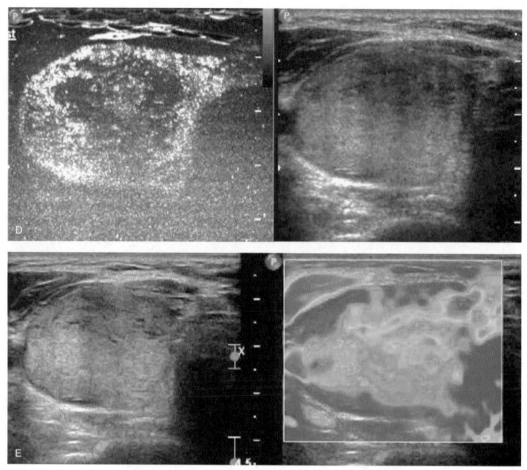

图 21-1 甲状腺右叶囊实性结节超声声像图

纵切面及横切面(A、B)示甲状腺右叶低回声囊实性结节,大小约 4.9cm×3.3cm×2.3cm,占据腺体大部分,边界尚清,内可见多个不规则无回声;横切面 CDFI(C)示周边环绕血流,内可见条状血流;横切面超声造影(D)示结节内部分布不均,周边可见环状结构,呈环状增强;横切面弹性成像(E)显示呈蓝绿黄相间,绿黄为主,质地偏软。

病例 22

【病史】男,42岁,发现甲状腺结节3年。

【实验室检查】甲状腺功能七项检查正常。

【其他影像学检查】无。

【超声表现】见图22-1。

【超声诊断】甲状腺右叶囊实性结节,考虑良性可能性大,低风险/TR 2/C-TI-RADS 3类。

【超声诊断依据】结节特征:囊实性、实性成分不偏心、中等回声、超声造影呈环状增强,弹性成像质地偏软。

ATA风险分层:极低风险(囊实性、实性成分不偏心)。

ACR TI-RADS TR 2:2分(囊实性1分,中等回声1分)。

C-TI-RADS:3类:0分。

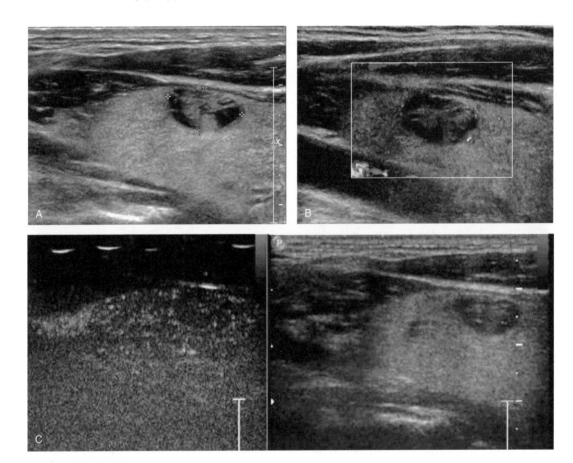

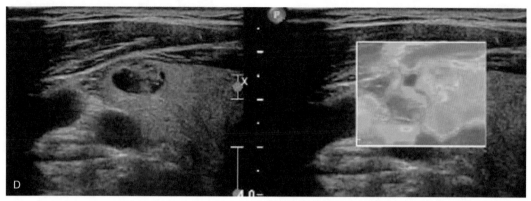

图 22-1　甲状腺右叶囊实性结节超声声像图

纵切面（A）示右叶上中部中等回声囊实性结节，大小约 1.3cm×0.7cm，形态规则，边界清；纵切面 CDFI（B）示周边部分环绕血流；横切面超声造影（C）示呈环状增强；横切面弹性成像（D）显示呈蓝绿黄相间，质地偏软。

【推荐】建议随访。

【病理诊断】FNA 结果提示：结节性甲状腺肿。

病例 23

【病史】女,53 岁,发现甲状腺右侧肿大 9 年,超声提示甲状腺多发结节 3 年。

【实验室检查】甲状腺功能五项检查正常,anti-TGAb 116.60U/ml↑,anti-TPOAb 410.50U/ml↑。

【其他影像学检查】无。

【超声表现】甲状腺右叶结节图像见图 23-1,双侧颈部淋巴结(-)。

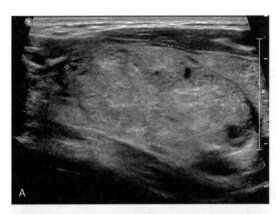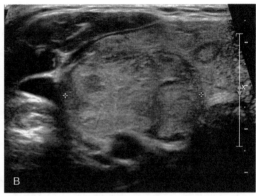

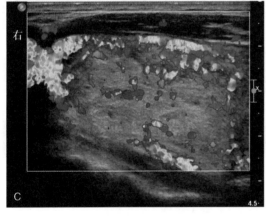

图 23-1　甲状腺右叶囊实性结节超声声像图
纵切面及横切面(A、B)示甲状腺右叶内见多个中等回声结节,较大者位于上中部,中等回声囊实性结节,大小约 4.8cm×3.2cm×2.3cm,形态规则,边界清;纵切面 CDFI(C)示周边环绕、内部条状血流。

【超声诊断】甲状腺右叶囊实性结节,考虑良性可能性大,极低风险 /TR 2/C-TI-RADS 3 类。

【超声诊断依据】结节特征:囊实性、实性部分呈中等回声。

ATA 风险分层:极低风险(囊实性、实性部分不偏心)。

ACR TI-RADS:2 分(囊实性 1 分、实性部分呈中等回声 1 分),TR 2。

C-TI-RADS:0 分,3 类。

【推荐】建议 FNA。

【病理诊断】FNA 结果提示:结节性甲状腺肿。

病例 24

【病史】女,65岁,体检发现甲状腺结节4年。

【实验室检查】TSH 0.022μU/ml,anti-TPOAb 92.80U/ml。

【其他影像学检查】气管相(正侧位):气管右偏,呈受压移位改变。

【超声表现】见图24-1,双侧颈部淋巴结(−)。

【超声诊断】甲状腺左叶实性结节,考虑良性病变可能性大,低风险/TR 4/C-TI-RADS 4A类。

【超声诊断依据】结节特征:实性、中等回声、粗大钙化。

ATA风险分层:低风险(实性、中等回声)。

ACR TI-RADS:4分(实性2分,中等回声1分,粗大钙化1分),TR 4。

C-TI-RADS:1分(实性1分),4A类。

【推荐】建议FNA。

【病理诊断】未行FNA,行左叶切除术,术后病理结果提示:结节性甲状腺肿伴纤维化及钙化。

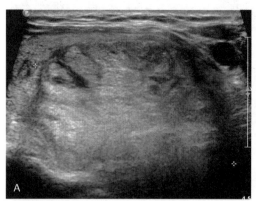
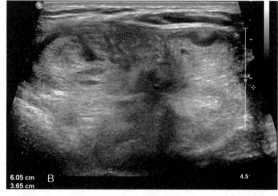
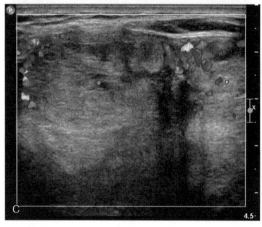

图24-1　甲状腺左叶实性结节超声声像图

纵切面及横切面(A、B)示甲状腺左叶中等回声实性结节,占据左叶大部,大小约6.1cm×5.4cm×3.7cm,边缘规则,边界清,向右挤压气管,内部回声不均,可见短条状强回声;纵切面CDFI(C)示周边血流部分环绕,内部穿入规则。

病例 25

【病史】女,47岁,发现甲状腺结节2个月。

【实验室检查】TG 0.47ng/ml

【其他影像学检查】无。

【超声表现】见图25-1。

【超声诊断】甲状腺左叶实性结节,需除外滤泡性肿瘤,低风险/TR 4/C-TI-RADS 3类。

【超声诊断依据】结节特征:实性、中等回声、边缘规则、边界清、规则细晕。

ATA风险分层:低风险(实性、中等回声)。

ACR TI-RADS:3分(实性2分,等回声1分),TR 3。

C-TI-RADS:0分,4A类(实性1分)。

【FNA推荐】建议FNA。

【病理诊断】FNA提示:多量增生的滤泡上皮细胞,可见微滤泡结构,不除外滤泡性肿瘤(TBSRTC Ⅳ)。石蜡标本提示:(甲状腺左叶及峡部)结节性甲状腺肿,慢性淋巴细胞性甲状腺炎。

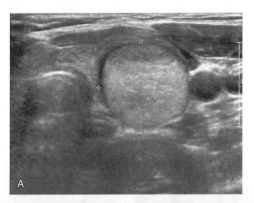

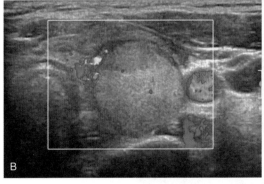 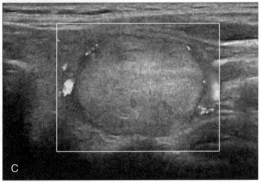

图25-1 甲状腺左叶结节超声声像图

横切面(A)示甲状腺左叶中下部中等回声实性结节,大小约2.0cm×1.9cm,边缘规则,边界清,
内部分布均,周边见低回声规则细晕;横切面及纵切面CDFI(B、C)示周边见条状血流信号。

病例 26

【病史】男,72 岁,发现甲状腺肿物 3 年余。

【实验室检查】甲状腺功能五项检查正常,anti-TPOAb 73.72U/ml。

【其他影像学检查】无。

【超声表现】见图 26-1。

【超声诊断】甲状腺右叶中下部囊实性结节伴钙化,需除外滤泡病变,极低风险 /TR 4/ C-TI-RADS 3 类。

【超声诊断依据】结节特征:囊实性、实性部分呈低回声、粗大钙化,超声造影呈环状增强。

ATA 风险分层:极低风险(囊实性、实性部分不偏心)。

ACR TI-RADS:4 分(囊实性 1 分,低回声 2 分,粗大钙化 1 分),TR 4。

C-TI-RADS:0 分,3 类。

【推荐】建议 FNA。

【病理诊断】FNA 提示:仅见血液、胶质及少量滤泡上皮细胞,细胞量少,请结合临床。石蜡标本提示:(甲状腺肿物右侧)结节性甲状腺肿,局灶呈腺瘤样增生,伴局部纤维化玻璃样变、钙化,建议随诊。免疫组化结果:(3 号片腺瘤样增生区)CD56(+),CK19(斑驳 +),Galectin-3(−),MC(局灶 +),Ki67(MIB-1)(<1%+)。

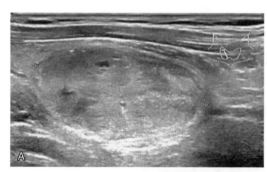
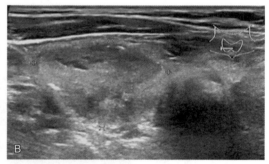
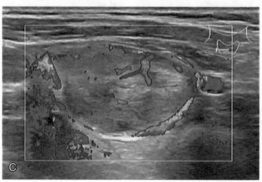

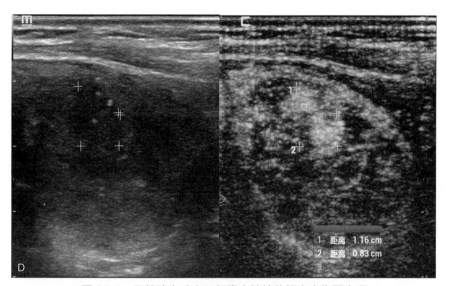

图 26-1　甲状腺右叶中下部囊实性结节超声声像图表现

纵切面及横切面(A、B)示甲状腺右叶中下部低回声囊实性结节,大小约 3.6cm×
2.7cm×2.2cm,边缘规则,边界清,内部分布不均,部分回声极低,另可及小片状无回声,
内部多处点状及短条状强回声;横切面 CDFI(C)示周边血流部分环绕,内部穿入丰
富;纵切面超声造影(D)示动脉期周边环状高增强,中心仅见小片状高增强区,范围约
1.2×0.8cm,余呈持续低增强,静脉期缓慢减退。

病例 27

【病史】女,31 岁,确诊甲亢 5 年,发现甲状腺结节 3 年。

【实验室检查】FT$_3$ 2.86pg/ml,FT$_4$ 0.939ng/dl,T$_3$ 1.348ng/ml,T$_4$ 6.01μg/dl,TSH 3 2.461μU/ml,anti-TGAb 441.60U/ml↑、anti-TPOAb 263.70U/ml↑。

【其他影像学检查】甲状腺核素显像:甲状腺增大,摄锝功能增强,符合甲亢表现;左叶几乎中下部有功能结节,伴中心机化。

【超声表现】见图 27-1。

【超声诊断】甲状腺肿大伴弥漫性病变,考虑慢性淋巴性甲状腺炎甲亢期;甲状腺左叶实性结节,极低风险 /TR 4/C-TI-RADS 3 类。

【超声诊断依据】左叶结节特征:几乎完全实性、高回声、边缘规则、粗大钙化。

ATA 风险分层:极低风险(实性部分不偏心)。

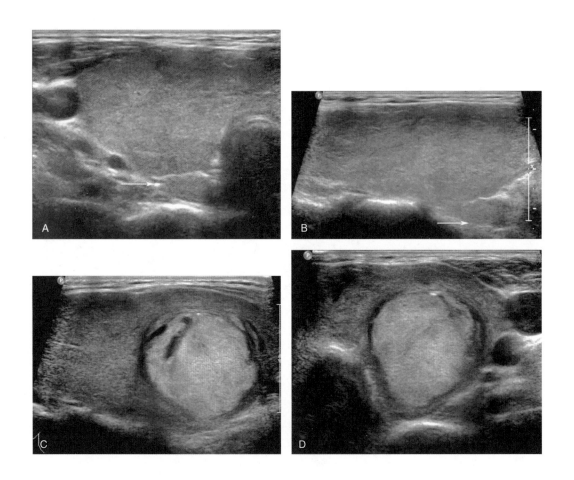

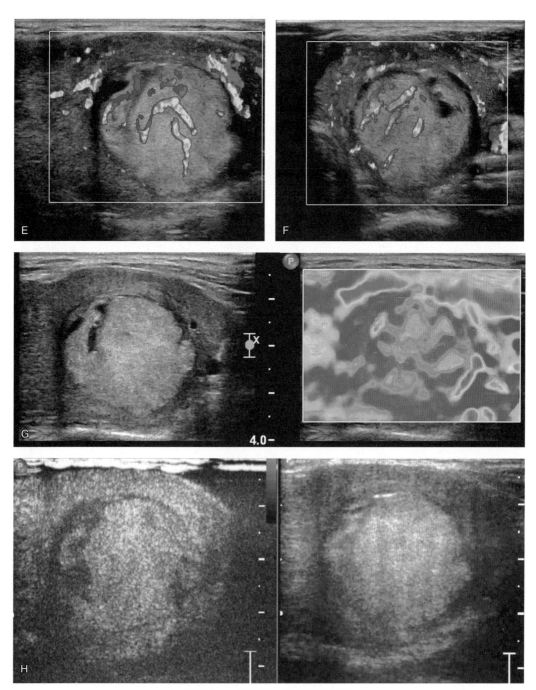

图 27-1 甲状腺超声声像图表现

甲状腺右叶横切面及纵切面（A、B）示甲状腺体积增大，右叶大小约 6.8cm×2.9cm×2.6cm，峡部厚约 0.9cm，腺体回声不均，右叶中下部近背侧可见 ZT 结节（如箭头所示）；左叶纵切面及横切面（C、D）示左叶大小约 6.7cm×3.6cm×3.4cm，下极见高回声结节，大小约 3.4cm×2.8cm×2.6cm，边缘规则，边界清晰，周边见低回声晕，内部可见少许不规则无回声区，边缘可见线样强回声；左叶结节纵切面及横切面 CDFI（E、F）示结节周边及内部条状血流信号，较丰富；左叶结节纵切面弹性成像（G）示结节呈蓝绿相间，绿色为主，质地较软；左叶结节纵切面超声造影（H）示结节与周边实质呈同步等增强、同步消退，低回声晕及无回声区域未见微泡进入，周边见环状结构，呈环状增强。

ACR TI-RADS：4分（几乎实性2分，高回声1分、粗大钙化1分），TR 4。

C-TI-RADS：0分，3类。

【推荐】建议FNA。

【病理诊断】未行FNA。石蜡病理：（甲状腺）慢性淋巴细胞性甲状腺炎；（左叶结节）结节性甲状腺肿伴腺瘤样增生及纤维化。

【点评】《2020甲状腺结节超声恶性危险分层中国指南：C-TI-RADS》中对"实性"的定义为"结节完全由实性组织构成，不含有任何囊性成分。"故本例病例中甲状腺左叶结节C-TI-RADS分类为3类。

病例 28

【病史】女，18 岁，发现甲状腺结节 2 年，无明显不适。

【实验室检查】FT$_3$ 3.77pg/ml，FT$_4$ 1.256ng/dl，TSH 1.368μU/ml，anti-TGAb 12.43U/ml、anti-TPOAb 11.634U/ml↑。

【其他影像学检查】无。

【超声表现】见图 28-1。

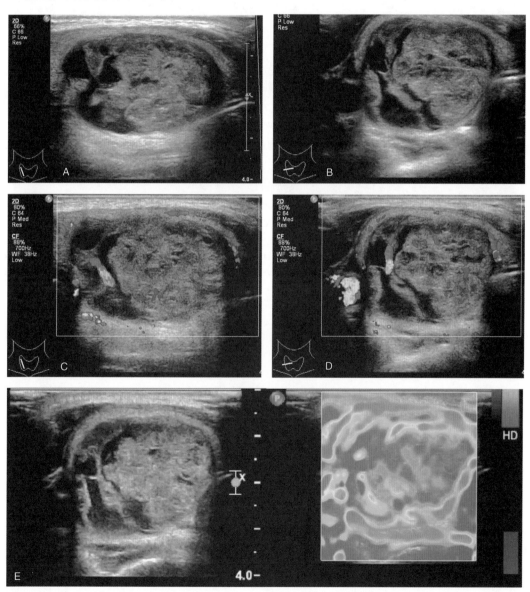

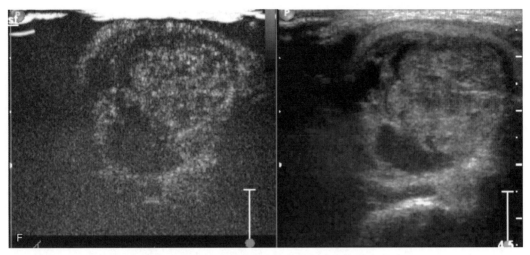

图 28-1　甲状腺右叶囊实性结节超声声像图表现

纵切面及横切面(A、B)示右叶中下部中等回声囊实性结节,大小约 4.1cm×3.2cm×2.5cm,边缘规则,边界清,偏心处见多处无回声;纵切面及横切面 CDFI(C、D)示结节周边及内部短条状血流信号;横切面弹性成像(E)示结节呈蓝绿相间,质地中等;纵切面超声造影(F)示结节与周边实质呈同步等增强、同步消退,周边见环状结构,呈环状增强。

【超声诊断】甲状腺右叶囊实性结节,低风险 /TR 2/C-TI-RADS 3 类。

【超声诊断依据】右叶结节特征:囊实性、实性成分偏心、中等回声、边缘规则。

ATA 风险分层:低风险(囊实性实性成分偏心、中等回声)。

ACR TI-RADS:2 分(囊实性 1 分,中等回声 1 分),TR 2。

C-TI-RADS:0 分,3 类。

【推荐】建议随诊。

【病理诊断】未行 FNA。石蜡病理:(甲状腺右叶结节)结节性甲状腺肿伴纤维化及嗜酸性腺瘤样增生。

病例 29

【病史】女,58 岁,发现甲状腺结节 2 年,定期复查,无明显不适,未予特殊处理。

【实验室检查】FT_3 3.07pg/ml,FT_4 1.220ng/dl,T_3 0.956ng/ml,T_4 8.14μg/dl,TSH 2.163μU/ml,anti-TGAb 21.61U/ml、anti-TPOAb 7.31U/ml。

【其他影像学检查】无。

【超声表现】甲状腺右叶实性结节见图 29-1,左叶实性结节见图 29-2,双侧颈部淋巴结(−)。

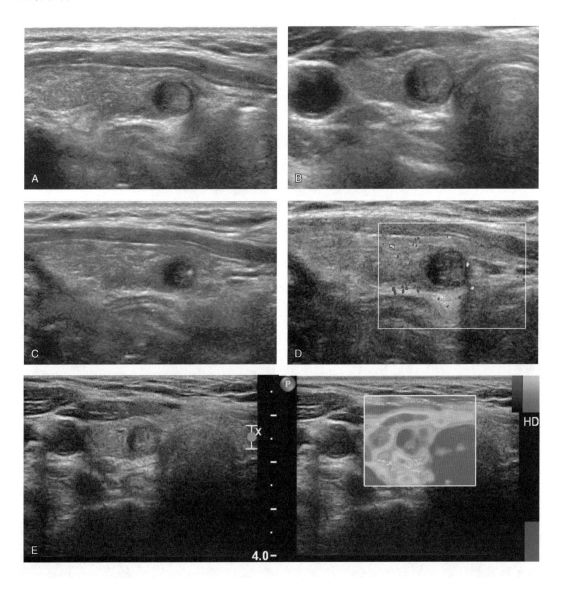

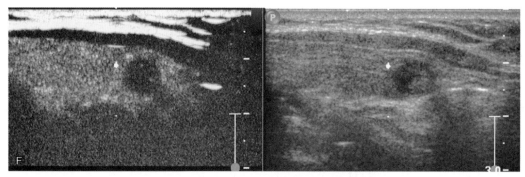

图 29-1 甲状腺右叶实性结节超声声像图表现

纵切面及横切面(A、B、C)示右叶下极低回声实性结节,大小约 0.8cm×0.8cm×0.6cm,边缘尚规则,边界清,内见多个点状强回声;纵切面 CDFI(D)示结节周边少许短条状血流信号;横切面弹性成像(E)示结节呈蓝绿相间,蓝色为主,质地偏硬;纵切面超声造影(F)示结节微泡进入晚于周边实质,见少许微泡进入,呈不均匀低增强。

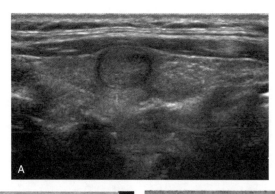

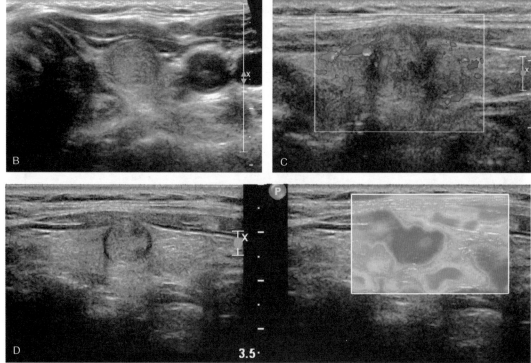

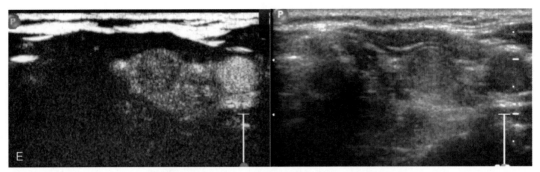

图 29-2　甲状腺左叶囊实性结节超声声像图表现

纵切面及横切面（A、B）示左叶上中部中等回声实性结节，大小约 1.1cm×0.9cm×0.7cm，边缘规则，边界清，内见少许裂隙样无回声；纵切面 CDFI（C）示其周边及内部条状血流信号；纵切面弹性成像（D）示结节质地偏硬；横切面超声造影（E）示结节与周边实质呈同步等增强，周边可见环状结构，呈环状增强。

【超声诊断】甲状腺右叶实性结节，低风险 /TR 4/C-TI-RADS 4A 类；甲状腺左叶实性结节，低风险 /TR 4/C-TI-RADS 4A 类。

【超声诊断依据】右叶结节特征：实性、低回声、边缘规则、内点状强回声。

ATA 风险分层：高风险（实性、点状强回声）。

ACR TI-RADS：5 分（实性 2 分、点状强回声 3 分），TR 4。

C-TI-RADS：2 分（实性 1 分、点状强回声 1 分），4B 类。

左叶结节特征：囊实性实性成分不偏心、中等回声、边缘规则。

ATA 风险分层：极低风险（囊实性实性成分不偏心、中等回声）。

ACR TI-RADS：2 分（囊实性 1 分，中等回声 1 分），TR 2。

C-TI-RADS：0 分，3 类。

【推荐】甲状腺右叶结节建议 FNA，左叶结节建议随诊观察。

【病理诊断】未行 FNA。石蜡病理：(甲状腺右叶结节) 甲状腺乳头状癌（经典型，直径约 0.8cm)；(甲状腺左叶结节) 结节性甲状腺肿伴腺瘤样增生；右侧Ⅵ区淋巴结 (−)。

病例 30

【病史】女,56 岁,发现甲状腺结节 10 余天,无明显不适。

【实验室检查】无。

【其他影像学检查】无。

【超声表现】见图 30-1,双侧颈部淋巴结(−)。

【超声诊断】甲状腺左叶囊实性结节合并钙化,需除外滤泡病变,极低风险 /TR 4/C-TI-RADS 3 类。

【超声诊断依据】左叶结节特征:几乎完全实性、低回声、边缘规则、粗大钙化。

ATA 风险分层:极低风险(囊实性,实性部分不偏心)。

ACR TI-RADS:5 分(几乎完全实性 2 分,低回声 2 分、粗大钙化 1 分),TR 4。

C-TI-RADS:0 分,3 类。

【推荐】建议随诊。

【病理诊断】FNA 结果:少许甲状腺滤泡上皮细胞,未见癌细胞。石蜡病理:甲状腺腺瘤,部分为不典型腺瘤。

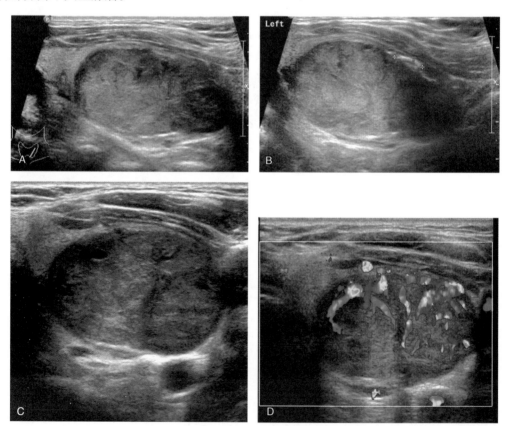

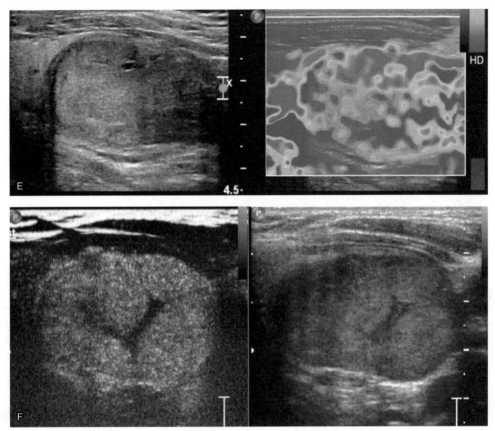

图 30-1　甲状腺左叶实性结节超声声像图表现

纵切面及横切面(A、B、C)示左叶中、下部低回声囊实性结节,大小约 4.6cm × 3.9cm × 2.5cm,边缘规则,边界清,边缘见弧形强回声,较大者约 0.8cm × 0.09cm,内部回声不均,见少许不规则无回声;横切面 CDFI(D)示周边血流部分环绕,内部穿入较丰富;纵切面弹性成像(E)示结节呈红蓝绿相间,质地偏软;横切面超声造影(F)示结节微泡进入早于周边实质,周边见环状结构,呈环状增强。

病例 31

【病史】男,51 岁,体检发现甲状腺结节 2 个月,无明显不适。

【实验室检查】无。

【其他影像学检查】无。

【超声表现】甲状腺双叶多发结节,见图 31-1,双侧颈部淋巴结(−)。

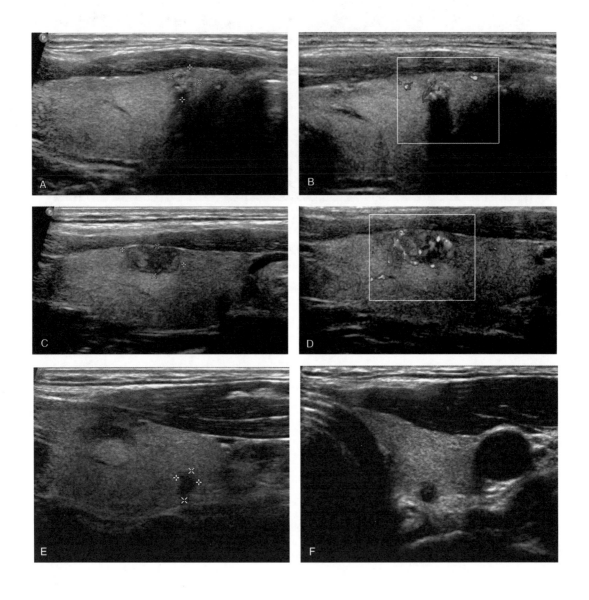

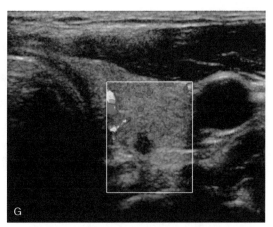

图 31-1　甲状腺多发结节超声声像图表现

斜切面(A)示右叶中下部近峡部低回声实性结节,大小约 0.5cm×0.6cm,边缘不规则,紧靠前方被膜,纵横比>1,内见数个点状、短条状及弧形强回声;斜切面 CDFI(B)示右叶中下部结节周边及内部短条状血流信号,杂乱;纵切面(C)示左叶中部低回声实性结节,大小约 1.3cm×0.6cm,边缘尚规则,边界清,内部回声不均;纵切面 CDFI(D)示左叶中部结节周边见环绕血流信号,内部穿入较丰富;纵切面及横切面(E、F)示左叶中下部低回声实性结节,大小约 0.4cm×0.5cm,边缘成角,纵横比>1,紧靠后方被膜;横切面 CDFI(G)示左叶中下部结节周边条状血流信号。

【超声诊断】

甲状腺右叶中下部实性结节,高风险/TR 5/C-TI-RADS 4C 类。

甲状腺左叶中部实性结节,需除外滤泡病变,中等风险/TR 4/C-TI-RADS 4A 类。

甲状腺左叶中下部实性结节,高风险/TR 5/C-TI-RADS 4C 类。

【超声诊断依据】

右叶中下部结节特征:实性、低回声、边缘不规则、纵横比>1、点状强回声、粗大钙化。

ATA 风险分层:高风险(实性、低回声、边缘不规则、纵横比>1、点状强回声)。

ACR TI-RADS:12 分(实性 2 分、低回声 2 分、边缘不规则 2 分、纵横比>1 为 3 分、点状强回声 3 分),TR 5。

C-TI-RADS:4 分(实性 1 分、边缘不规则 1 分、纵横比>1 为 1 分、点状强回声 1 分),4C 类。

左叶中部结节特征:实性、低回声、边缘规则。

ATA 风险分层:中风险(实性、低回声)。

ACR TI-RADS:4 分(实性 2 分、低回声 2 分),TR 4。

C-TI-RADS:1 分(实性 1 分),4A 类。

左叶中下部结节特征:实性、低回声、边缘成角、纵横比>1。

ATA 风险分层:高风险(实性、低回声、边缘成角、纵横比>1)。

ACR TI-RADS:9 分(实性 2 分、低回声 2 分、边缘成角 2 分、纵横比>1 为 3 分),TR 5。

C-TI-RADS:3 分(实性 1 分、边缘成角 1 分、纵横比>1 为 1 分),4C 类。

【推荐】甲状腺右叶及左叶中下部实性结节,建议 FNA。

【病理诊断】未行 FNA。石蜡病理:(甲状腺右叶结节)甲状腺乳头状癌(经典型,直径约 0.8cm),局灶累及被膜;(甲状腺左叶中下部结节)甲状腺乳头状癌(滤泡亚型,直径约 0.4cm),未侵及甲状腺被膜;(甲状腺左叶中部结节)甲状腺腺瘤,局部生长活跃。

【点评】多发结节的超声评估应遵循具体结节、具体分析的原则。该该者有 3 个甲状腺结节,右叶一个,左叶两个,其中右叶中下部和左叶中下部结节均为高风险,为患者后续选择行甲状腺全切提供了有利证据,最后病理证实左右叶两个结节均为甲状腺乳头状癌,与我们的分级相符,患者也避免了二次手术的风险。所以对于多发结节的患者,我们应该认真评估每一个结节,并对每一个结节进行分级,为后续 FNA 或手术方式的选择提供依据。

该患者未进行 FNA,那对于多发结节,如何进行 FNA 决策呢? 对多发结节中直径 ≥1cm 的高风险结节,FNA 原则与单发结节相同;而多发结节中直径<1cm 的高风险结节是否应该进行 FNA,目前没有文献给出明确的依据。在经过精准超声评估后,如果同一患者多个甲状腺结节均有 FNA 指征,应遵循以下原则进行选择:①风险、径线优先原则,首先选择风险最高的结节进行穿刺,对于同等风险的结节,应首先穿刺径线最大的结节;②兼顾双侧叶和峡部原则,如果双侧叶和峡部均有高风险结节,则应选择对双侧和峡部结节分别进行穿刺,原则上穿刺结节总数 ≤2 个,根据实际需求酌情增加;③淋巴结优先原则,如果有可疑的转移性淋巴结,即使甲状腺高风险结节直径<1cm,也应同时对结节和淋巴结进行 FNA;④被膜可疑受侵优先原则,在遵循前 3 条原则的基础上,优先对被膜可疑受侵的结节进行穿刺。

病例 32

【病史】女,50 岁,发现甲状腺结节 3 年,无明显不适,未予以治疗。

【实验室检查】无。

【其他影像学检查】无。

【超声表现】见图 32-1,双侧颈部淋巴结(–)。

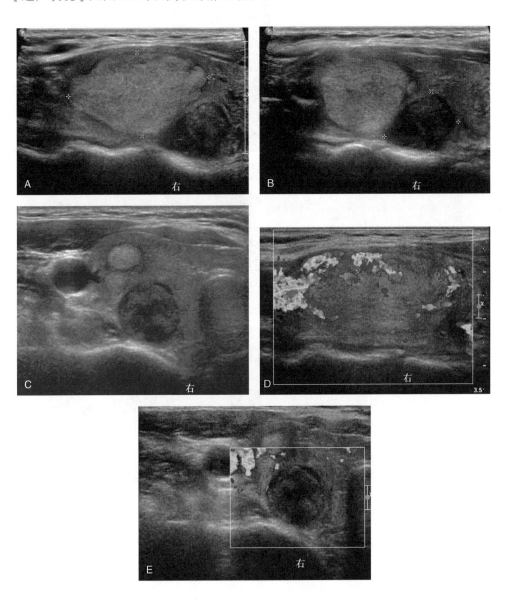

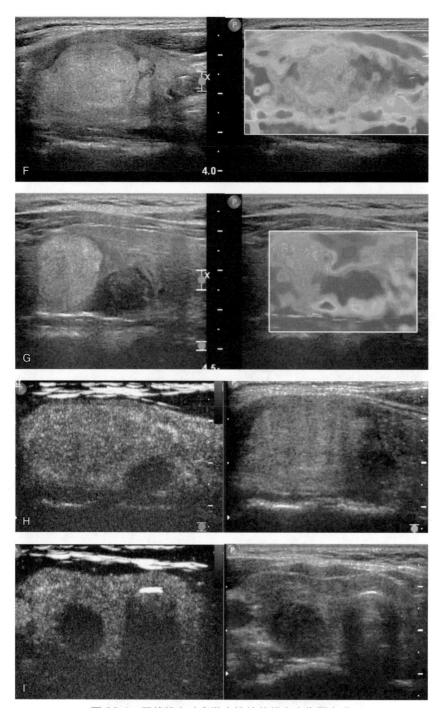

图 32-1　甲状腺右叶多发实性结节超声声像图表现

纵切面（A）示右叶上、中部见实性结节,大小约 3.4cm×1.7cm,边缘规则,边界清,周边见规则低回声细晕;纵切面及横切面(B、C)示右叶中部实性低回声结节,边缘规则,边界清,内部回声不均,呈高低相间;纵切面及横切面 CDFI(D、E)示右叶上、中部实性结节周边血流部分环绕,内部穿入较丰富,右叶中部实性结节未见血流信号;纵切面弹性成像(F、G)示右叶上、中部结节呈黄蓝绿相间,质地中等;中部结节呈蓝色为主,质地偏硬;纵切面及横切面超声造影(H、I)示上、中部实性与周边实质呈同步等增强,周边可见环状结构,呈环状增强,中部实性结节呈无增强。

【超声诊断】甲状腺右叶上、中部实性结节,低风险/TR 3/C-TI-RADS 4A 类;甲状腺右叶中部结节,需除外结甲纤维化结节,中等风险/TR 4/C-TI-RADS 4A 类。

【超声诊断依据】

右叶上、中部结节特征:实性、高回声、边缘规则。

ATA 风险分层:低风险(实性、高回声)。

ACR TI-RADS:3 分(实性 2 分,高回声 1 分),TR 3。

C-TI-RADS:1 分(实性 1 分),4A 类。

右叶中部结节特征:实性、低回声、边缘规则。

ATA 风险分层:中等风险(实性、低回声)。

ACR TI-RADS:4 分(实性 2 分,低回声 2 分),TR 4。

C-TI-RADS:1 分(实性 1 分),4A 类。

【推荐】建议 FNA。

【病理诊断】未行 FNA。石蜡病理:(甲状腺右叶结节)结节性甲状腺肿,伴出血及纤维化,局灶滤泡上皮乳头状增生,建议随诊。

病例 33

【病史】女,40 岁,发现甲状腺结节 3 年。

【实验室检查】无。

【其他影像学检查】无。

【超声表现】2019 年 3 月超声检查提示右叶囊实性中等回声结节,大小约 1.1cm × 0.6cm,边缘规则,边界清;2020 年 12 月超声检查提示右叶囊实性中等回声结节,大小 0.9cm × 0.9cm,边缘规则,边界清。2022 年 3 月超声检查见图 33-1,双侧颈部淋巴结(−)。

【超声诊断】甲状腺右叶实性结节,结合病史,考虑结甲纤维化结节。

【超声诊断依据】该结节 3 年前的超声特征为囊实性、中等回声、边缘规则;现在的结节特征为实性、低回声、边缘不规则、点状强回声,高风险 /TR 5/C-TI-RADS 4C 类;但结合病史,考虑该结节所呈现出的超声特征是"木乃伊征"。

【推荐】建议随诊观察。

【病理诊断】FNA 结果:可见出血、坏死、少量囊液及较多多核巨细胞,考虑良性病变。未行手术。

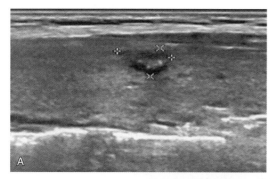
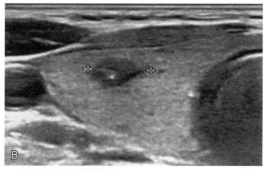
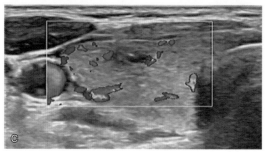

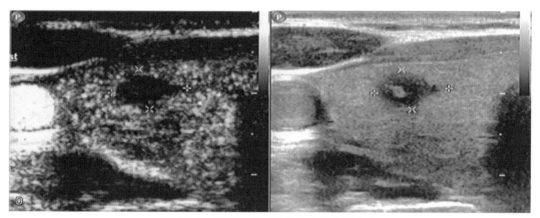

图 33-1 甲状腺右叶结节超声声像图表现

纵切面及横切面（A、B）示右叶中下部实性低回声结节，大小约 0.7cm×0.7cm×0.5cm，边缘不规则，内见点状强回声；横切面 CDFI（C）示周边短条状血流信号；横切面超声造影（D）示结节内未见微泡进入，呈无增强。

【点评】"木乃伊征"是甲状腺良性结节的一个特征性超声表现，结节周围的纤维化包膜可影响一些滤泡的血运，造成滤泡的退变坏死、出血、囊性变、瘢痕形成和钙化，结节可呈现出边缘成角、纵横比＞1、点状强回声等恶性超声特征。因此对于怀疑恶性的结节，建议超声医生查看近两年的报告，并仔细询问患者病史。对于较大的实性或囊实性结节，进行 1~2 年的随访非常重要。

病例 34

【病史】女,49岁,发现甲状腺结节1个月余。

【实验室检查】无。

【其他影像学检查】无。

【超声表现】甲状腺左叶多发实性结节,见图34-1,双侧颈部淋巴结(−)。

【超声诊断】甲状腺左叶多发实性结节,较大者考虑结甲纤维化结节,较小者不除外结甲纤维化结节。

【超声诊断依据】虽然该结节的灰阶超声呈现出一些恶性征象,如实性、低回声、边缘欠规则、强回声,但超声造影呈现无增强或少许微泡进入,与病例33类似。且结节边缘可见高低相间层状结构,偏心处可见少许无回声,无回声壁上见点状强回声后伴彗星尾,提示了结节纤维化的可能。

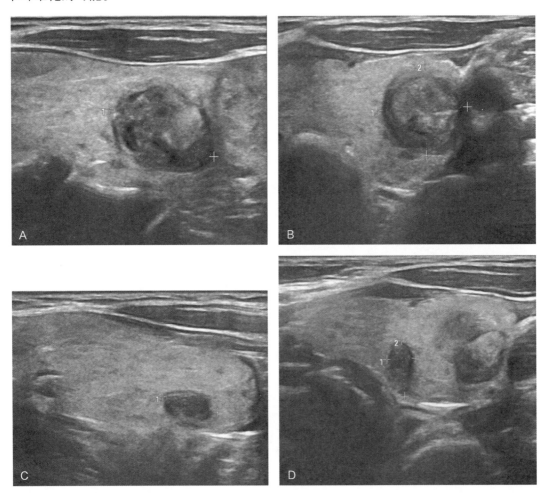

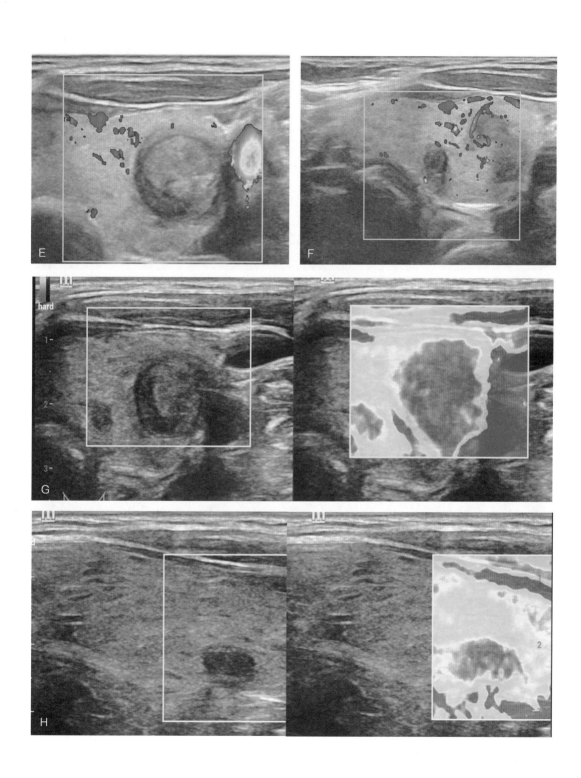

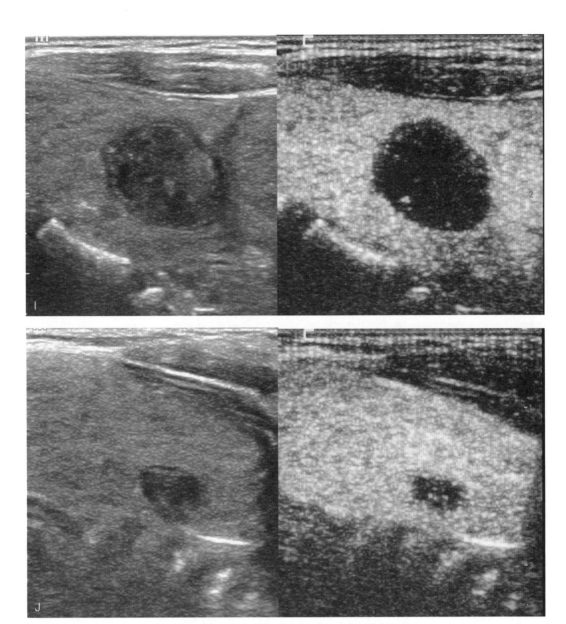

图 34-1　甲状腺左叶多发实性结节超声声像图表现

纵切面及横切面(A、B)示左叶中下部实性低回声结节,大小约 2.0cm×1.5cm×1.3cm,紧靠外侧被膜,边缘欠规则,边界尚清,内部回声不均,边缘可见高低相间层状结构,偏心处可见少许无回声,无回声壁上见点状强回声后伴彗星尾;纵切面及横切面(C、D)示左叶中下部内侧实性低回声结节,大小约 0.9cm×0.6cm×0.9cm,边缘不规则,纵横比>1,边缘可见弧形强回声;横切面 CDFI(E、F)示较大结节无血流信号,较小结节边缘可见短条状血流信号;横切面及纵切面弹性成像(G、H)示结节质地均较硬;纵切面超声造影(I、J)示较大结节内无微泡进入,呈无增强,较小结节见少许微泡进入,大部呈无增强,呈不均匀增强。

【推荐】建议 FNA。
【病理诊断】FNA 结果:可见出血、少量囊液,考虑良性病变。未行手术。

病例 35

【病史】女,38 岁,发现甲状腺结节 6 个月。

【实验室检查】无。

【其他影像学检查】无。

【超声表现】甲状腺左叶实性结节,见图 35-1,双侧颈部淋巴结(-),既往超声检查图像见图 35-2、图 35-3。

【超声诊断】甲状腺左叶实性结节,结合病史,考虑结甲纤维化结节。

【超声诊断依据】回顾患者既往超声检查,6 个月前该结节的超声特征为囊性、边缘规则、边界清,偏心处壁上的中等回声考虑凝血块可能性大,考虑良性病变。5 个月前结节较前透声差,结节内见纤维条索样中高回声。此次检查左叶结节特征为实性、低回声、边缘欠规则,内部回声呈低—高—低相间,考虑为囊性结节囊性成分被吸收后的改变。

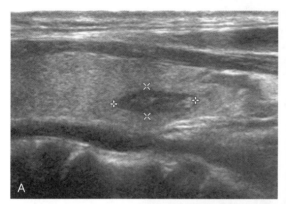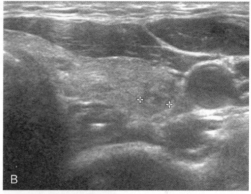

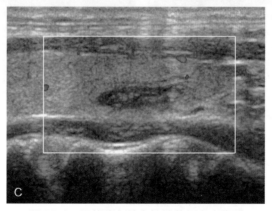

图 35-1 甲状腺左叶实性结节超声声像图

纵切面及横切面(A、B)示左叶中下部低回声实性结节,大小约 1.1cm×0.5cm×0.4cm,边缘欠规则,边界欠清,内部回声不均,呈高低相间;纵切面 CDFI(C)示结节无血流信号。

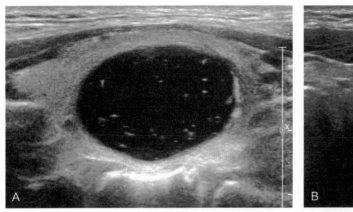
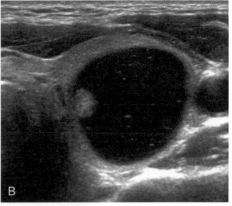
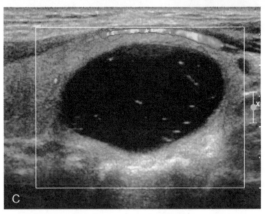

图 35-2　6 个月前甲状腺左叶结节超声声像图

纵切面及横切面(A、B)示左叶中下部囊性结节,大小约 2.7cm×2.0cm×1.9cm,边缘规则,边界清,
内透声可,壁上见中高回声,大小约 0.6cm×0.7cm;纵切面 CDFI(C)示结节无血流信号。

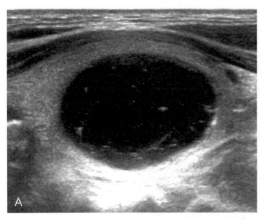
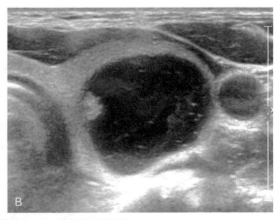

图 35-3　5 个月前甲状腺左叶结节超声声像图

纵切面及横切面(A、B)示左叶中下部囊性结节,大小约 2.6cm×2.1cm×1.8cm,边缘规则,
边界清,内透声差,可见条索样中等回声,壁上见中高回声,大小约 0.6cm×0.7cm。

【推荐】建议随诊或 FNA。

【病理诊断】FNA 结果：考虑良性病变。未行手术。

【点评】由囊实性结节演变而来的实性或实性为主的结节都有一个共同的特点：结节边缘向中心呈低回声、高回声交替分布的典型层状结构，CDFI 显示结节多无血流信号或周边血流信号。结节低—高—低回声：高回声对应纤维组织与小叶及滤泡之间形成的界面，交替发生增生和退缩过程使得低回声与高回声交替分布，从而形成层状结构，有文献称其为"类洋葱皮征"，是甲状腺良性结节的一个特征性超声表现。但如果结节单独表现为"类洋葱皮征"时，有时难以与恶性结节鉴别，需要超声医师仔细分析声像图特征，辨认层状回声结构及血流与钙化的特点，并结合病史，则容易诊断明确。因此对于怀疑恶性的结节，建议超声医生查看近两年的报告，并仔细询问患者病史。对于较大的实性或囊实性结节，进行 1~2 年的随访非常重要。

病例 36

【病史】女,61 岁,体检发现甲状腺结节 3 年余。

【实验室检查】甲状腺功能七项检查正常。

【其他影像学检查】无。

【超声表现】见图 36-1。

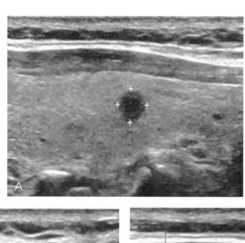

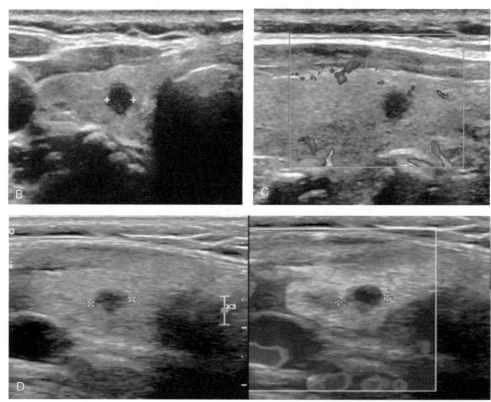

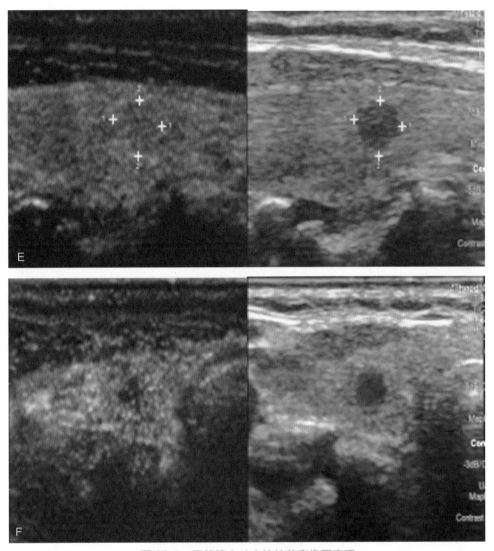

图 36-1　甲状腺右叶实性结节声像图表现

纵切面（A）示右叶中下部实性低回声结节，大小约 0.5cm×0.4cm，边缘不规则；横切面（B）示右叶实性结节远离被膜及气管软骨；纵切面 CDFI（C）示周边条状血流信号；纵切面弹性成像（D）示其呈红绿蓝相间，质地中等；纵切面及横切面超声造影（E、F）示结节实性成分呈不均匀低增强。

【超声诊断】甲状腺右叶实性结节，高风险 /TR 4/C-TI-RADS 4B 类。

【超声诊断依据】右叶结节特征：实性、低回声、边缘不规则，超声造影不均匀低增强，弹性成像质地中等。

　　　ATA 风险分层：高风险（实性、低回声、边缘不规则）。

　　　ACR TI-RADS：6 分（实性 2 分，低回声 2 分，边缘不规则 2 分），TR 4。

　　　C-TI-RADS：2 分（实性 1 分，边缘不规则 1 分），4B 类。

【FNA 推荐】建议 FNA。

【病理诊断】FNA 提示：甲状腺乳头状癌。石蜡病理：(甲状腺右叶及峡部) 甲状腺乳头状癌 (直径 0.5cm)，未累及被膜。

病例 37

【病史】男,35岁,体检发现甲状腺结节4年。

【实验室检查】甲状腺功能五项检查正常,anti-TGAb 285.50U/ml,anti-TPOAb 25.06U/ml。

【其他影像学检查】无。

【超声表现】见图37-1。

【超声诊断】甲状腺左叶实性结节,高风险/TR 5/C-TI-RADS 4C类。

【超声诊断依据】左叶结节特征:实性、低回声、边缘不规则,纵横比>1,超声造影不均匀低增强。

ATA风险分层:高风险(实性、低回声、边缘不规则、纵横比>1)。

ACR TI-RADS:9分(实性2分,低回声2分,边缘不规则2分,纵横比>1为3分),TR 5。

C-TI-RADS:3分(实性1分,边缘不规则1分,纵横比>1为1分),4C类。

【FNA推荐】建议FNA。

【病理诊断】FNA提示:可疑甲状腺乳头状癌,建议术中冰冻。石蜡病理:(甲状腺左叶及峡部)甲状腺微小乳头状癌(直径0.3cm),未累及被膜;淋巴细胞性甲状腺炎。免疫组化结果:CK19(+),CD56(−),Galectin-3(+),MC(+)。

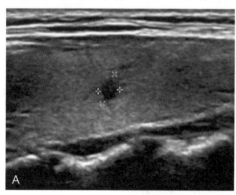
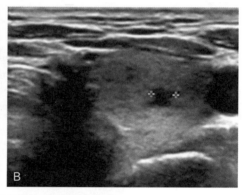
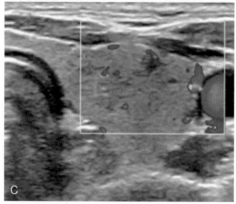

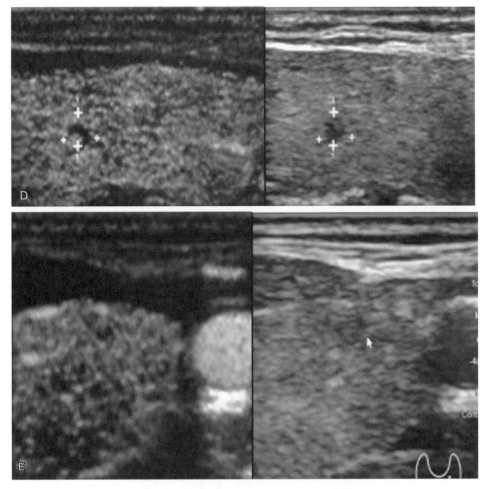

图 37-1 甲状腺左叶实性结节声像图表现

纵切面(A)示左叶中部实性低回声结节,大小约 0.3cm×0.4cm×0.5cm,边缘不规则,纵横比>1；横切面(B)示左叶实性结节远离被膜及气管软骨;横切面 CDFI(C)示周边条状血流信号;纵切面及横切面超声造影(D、E)示结节实性成分呈不均匀低增强。

病例 38

【病史】女,83 岁,体检发现甲状腺结节 5 年余。

【实验室检查】甲状腺功能五项检查正常。

【其他影像学检查】无。

【超声表现】见图 38-1。

【超声诊断】甲状腺左叶实性结节,高风险 /TR 5/C-TI-RADS 4C 类。

【超声诊断依据】左叶结节特征:实性、低回声、边缘不规则,点状强回声,超声造影不均匀低增强。

ATA 风险分层:高风险(实性、低回声、边缘不规则、点状强回声)。

ACR TI-RADS:9 分(实性 2 分,低回声 2 分,边缘不规则 2 分,点状强回声 3 分),TR 5。

C-TI-RADS:3 分(实性 1 分,边缘不规则 1 分,点状强回声 1 分),4C 类。

【FNA 推荐】建议 FNA。

【病理诊断】FNA 提示:甲状腺乳头状癌。石蜡病理:(左侧甲状腺)甲状腺微小乳头状癌(大小 0.7cm × 0.5cm × 0.5cm),肿瘤侵透被膜达周围软组织;周围甲状腺呈淋巴细胞性甲状腺炎。

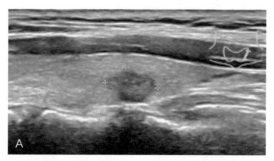

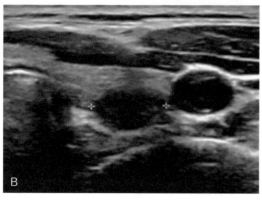
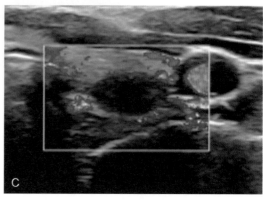

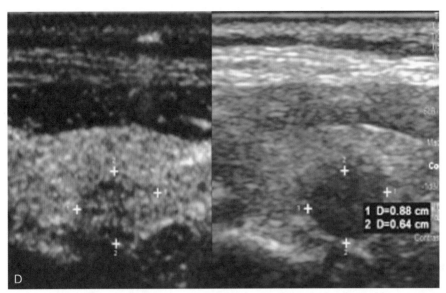

图 38-1　甲状腺左叶实性结节声像图

纵切面（A）示左叶中下部实性低回声结节，大小约 0.81cm×1.0cm×0.78cm，边缘不规则，内见点状强回声，紧邻后方被膜；横切面（B）示右叶实性结节，远离气管软骨；横切面 CDFI（C）示结节未见血流信号；横切面超声造影（D）示结节实性成分呈不均匀低增强。

病例 39

【病史】女,40岁,体检发现甲状腺结节1年余。

【实验室检查】甲状腺功能五项检查正常。

【其他影像学检查】无。

【超声表现】见图39-1。

【超声诊断】甲状腺右叶实性结节,高风险/TR 5/C-TI-RADS 4C类。

【超声诊断依据】右叶结节特征:实性、低回声、边缘不规则,纵横比>1、点状强回声,超声造影均匀等增强。

ATA风险分层:高风险(实性、低回声、边缘不规则、纵横比>1、点状强回声)。

ACR TI-RADS:12分(实性2分,低回声2分,边缘不规则2分,纵横比>1为3分,点状强回声3分),TR 5。

C-TI-RADS:4分(实性1分,边缘不规则1分,纵横比>1为1分,点状强回声1分),4C类。

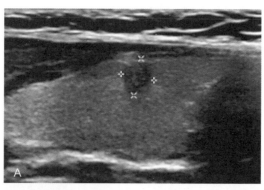

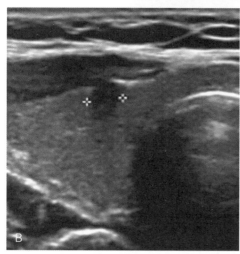

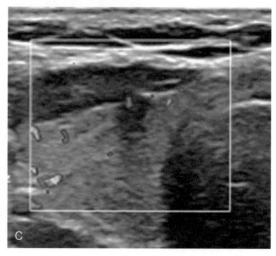

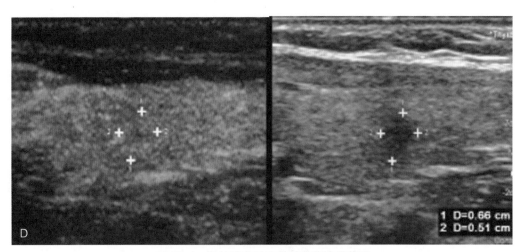

图 39-1　甲状腺右叶实性结节超声声像图

纵切面(A)示右叶中下部实性低回声实性结节,大小约 0.5cm×0.4cm×0.6cm,边缘不规则,纵横比>1,紧靠前方被膜,内多处点状强回声;横切面(B)示右叶实性结节远离气管软骨;横切面 CDFI (C)示内部粗大穿支血流信号;纵切面超声造影(D)示结节实性成分呈均匀等增强。

【FNA 推荐】建议 FNA。

【病理诊断】FNA 提示:甲状腺乳头状癌,伴淋巴细胞性甲状腺炎。石蜡病理:右侧甲状腺微小乳头状癌(直径 0.5cm),慢性淋巴细胞性甲状腺炎。

病例 40

【病史】男,41 岁,体检发现甲状腺结节 1 年余。

【实验室检查】甲状腺功能七项检查正常。

【其他影像学检查】无。

【超声表现】见图 40-1。

【超声诊断】甲状腺左叶实性结节,高风险 /TR 5/C-TI-RADS 4C 类。

【超声诊断依据】左叶结节特征:实性、低回声、边缘不规则,点状强回声,超声造影均匀等增强。

ATA 风险分层:高风险(实性、低回声、边缘不规则、纵横比>1、点状强回声)。

ACR TI-RADS:9 分(实性 2 分,低回声 2 分,边缘不规则 2 分,点状强回声 3 分),TR 5。

C-TI-RADS:3 分(实性 1 分,边缘不规则 1 分,点状强回声 1 分),4C 类。

【FNA 推荐】建议 FNA。

【病理诊断】FNA 提示:甲状腺乳头状癌。石蜡病理:甲状腺微小乳头状癌(大小 0.7cm × 0.5cm × 0.4cm),未侵犯被膜。

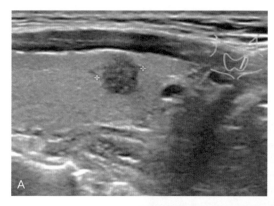
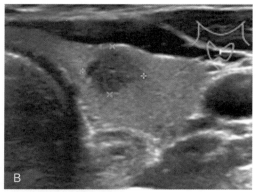
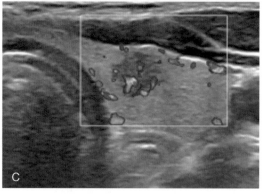

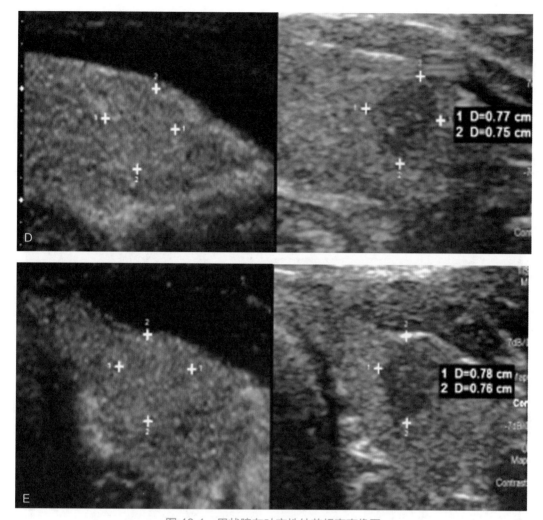

图 40-1　甲状腺左叶实性结节超声声像图

纵切面（A）示右叶中下部实性低回声结节，大小约 0.8cm×0.9cm×0.8cm，边缘不规则，内多处点状强回声；横切面（B）示左叶实性结节远离被膜及气管软骨；横切面 CDFI（C）示粗大穿支、杂乱血流信号；纵切面及横切面超声造影（D、E）示结节实性成分呈均匀等增强。

病例 41

【病史】男,34 岁,体检发现甲状腺结节半月余。

【实验室检查】甲状腺功能检查正常。

【其他影像学检查】无。

【超声表现】见图 41-1。

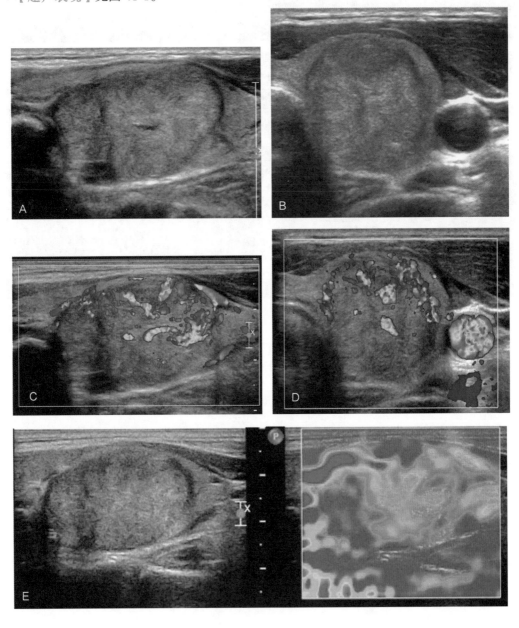

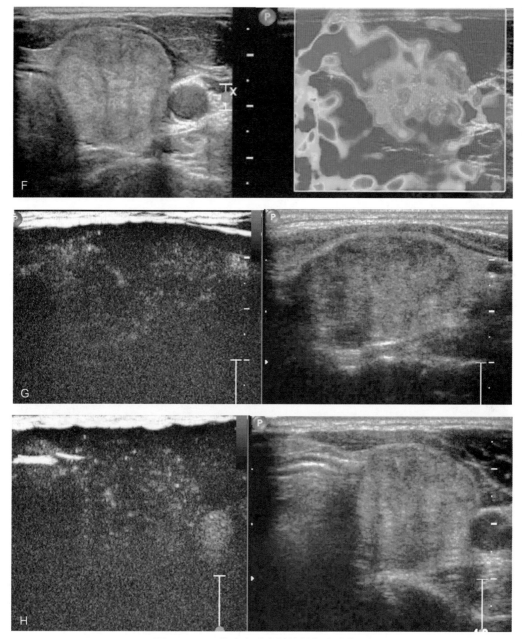

图 41-1　甲状腺左叶实性结节超声声像图

纵切面及横切面(A、B)示甲状腺左叶内实性低回声结节,大小约 3.4cm×2.2cm×2.2cm,局部边界欠清,边缘略呈分叶状,结节内侧紧邻气管软骨,前方颈部被膜连续性似中断;纵切面及横切面 CDFI(C、D)示结节周边内部丰富血流信号,分布不规则;纵切面及横切面弹性成像(E、F)示黄红绿蓝相间,质地较软;纵切面及横切面超声造影(G、H)示微泡迅速进入,分布不均,前方可见大片低回声与肌层分界不清。

【超声诊断】甲状腺左叶实性结节,高风险 /TR 5/C-TI-RADS 4B 类。

【超声诊断依据】左叶结节特征:实性、低回声、边缘不规则、腺体外侵犯。

　　ATA 风险分层:高风险(实性、低回声、边缘不规则 / 腺体外侵犯)。

ACR TI-RADS：7分(实性2分,低回声2分,边缘不规则/腺体外侵犯3分),TR 5。

C-TI-RADS：2分(实性1分,边缘不规则/腺体外侵犯1分),4B类。

【FNA推荐】建议FNA。

【病理诊断】FNA提示：甲状腺乳头状癌。

病例 42

【病史】女,61 岁,体检发现左侧甲状腺肿块 1 个月。

【实验室检查】甲状腺功能五项检查正常,促甲状腺激素(TSH)4.843μU/ml↑,anti-TGAb 1 062.00U/ml↑。

【其他影像学检查】无。

【超声表现】甲状腺左叶结节见图 42-1,左侧颈部淋巴结见图 42-2。

【超声诊断】甲状腺左叶上部实性结节合并微钙化,高风险 /TR 5/C-TI-RADS 4C 类;左侧颈部多发淋巴结肿大(左侧Ⅲ区、Ⅳ区),考虑转移性。

【超声诊断依据】左叶结节特征:实性、低回声、边缘不规则、腺体外侵犯、点状强回声。

ATA 风险分层:高风险(实性、低回声、边缘不规则、腺体外侵犯、点状强回声)。

ACR TI-RADS:10 分(实性 2 分,低回声 2 分,边缘不规则 / 腺体外侵犯 3 分,点状强回声 3 分),TR 5。

C-TI-RADS:3 分(实性 1 分,边缘不规则 / 腺体外侵犯 1 分,点状强回声 1 分),4C 类。

淋巴结超声特征:皮髓质分界不清,内见团块状中高回声,结节周边血流信号。

【FNA 推荐】建议 FNA。

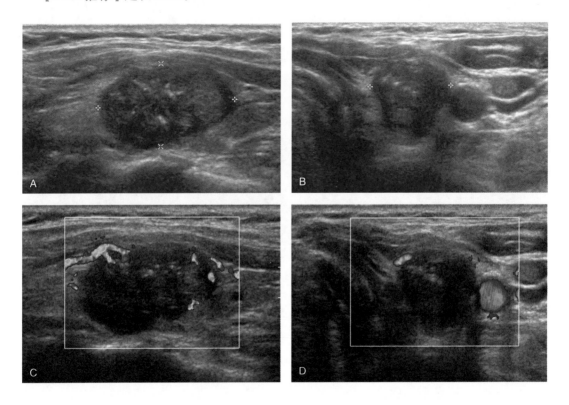

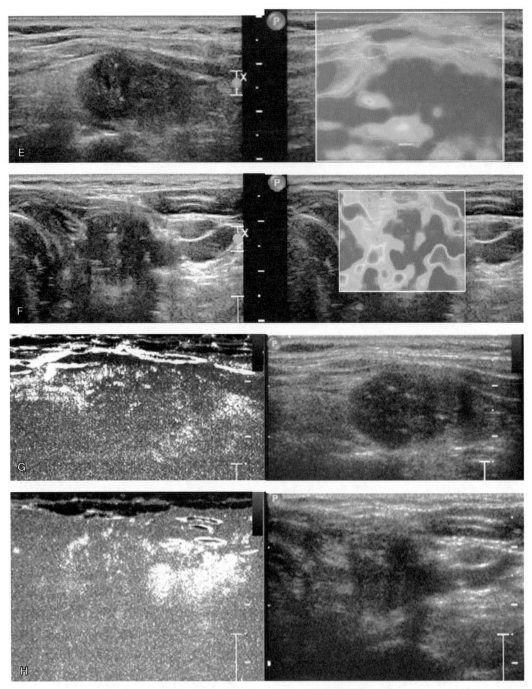

图 42-1　甲状腺左叶实性结节超声声像图

纵切面（A）示左叶上中部实性低回声结节，大小约 2.6cm×1.4cm×1.4cm，边缘不规则，边界不清，内部回声不均；横切面（B）示结节内散在点状强回声，与前方及外侧被膜分界不清；纵切面及横切面 CDFI（C、D）示结节内较丰富条状血流信号；纵切面及横切面弹性成像（E、F）示以蓝色为主，质地偏硬；纵切面及横切面超声造影（G、H）示不均匀低增强。

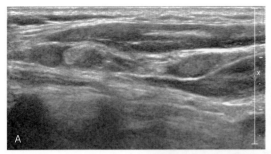
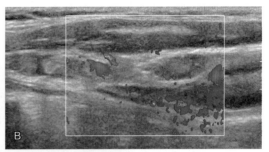
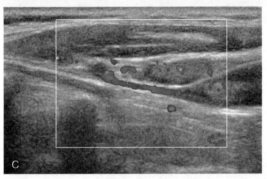

图 42-2　左侧颈部淋巴结超声声像图

纵切面（A）示左侧颈部Ⅲ区、Ⅳ区多个低回声淋巴结，呈串珠样排列，较大者位于Ⅲ区颈内静脉前方，大小约 1.2cm×0.6cm，皮髓质分界不清，内见团块状中高回声；纵切面（B、C）示结节周边及内部短条状血流信号，血流信号杂乱。

【病理诊断】手术病理提示:(左侧甲状腺)甲状腺乳头状癌(大小 2.7cm×1.7cm×1.2cm)，累及甲状腺被膜及周围组织；左侧转移性淋巴结(左侧Ⅲ区 3/9、左侧Ⅳ区 4/11、左侧Ⅵ区 6/10)。

【点评】评估完甲状腺病灶后，要认真评估双侧颈部淋巴结转移情况，为后续手术方式的选择提供依据。可疑甲状腺癌淋巴结转移，其淋巴结至少具备以下任一征象：①皮质内微钙化，钙化灶 ≤1mm；②皮质内无回声部分囊性变，肿瘤细胞的浸润导致液化性坏死，超声中显示为无回声；③皮质内组织高回声(类似甲状腺腺体回声)，甲状腺球蛋白的沉积常表现为高回声；④周围或弥漫性血流信号增多。本例患者左侧颈部Ⅲ区、Ⅳ区淋巴结内可见团块状高回声，故考虑为转移性淋巴结。

病例 43

【病史】女,29 岁,发现双侧甲状腺结节 1 个月。

【实验室检查】甲状腺功能七项检查正常。FT$_3$ 4.22pg/ml↑,FT$_4$ 1.452ng/dl,TSH 0.038μU/ml↓,anti-TGAb 163.40U/ml↑、anti-TPOAb 437.20U/ml↑。

【其他影像学检查】胸部正侧位:心、肺、纵隔未见明显异常。

【超声表现】甲状腺双叶结节见图 43-1,气管周围多发淋巴结皮质增厚。

【超声诊断】甲状腺弥漫性病变,考虑慢性炎症;甲状腺双叶实性结节合并微钙化,高风险 /TR 5/C-TI-RADS 4C 类。

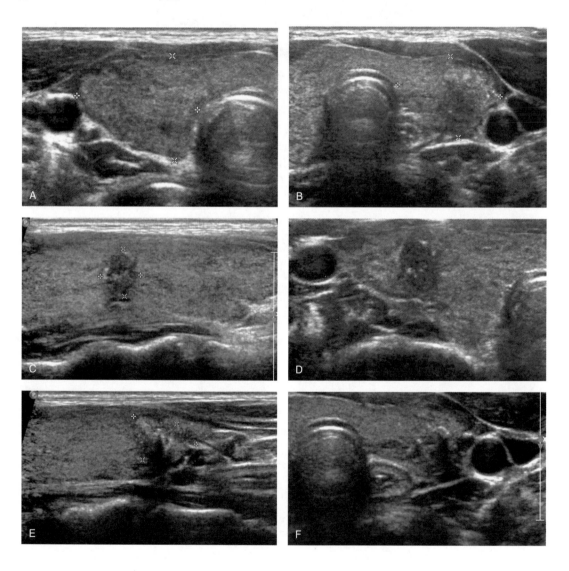

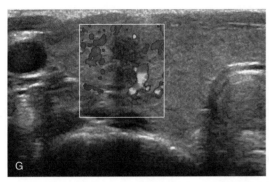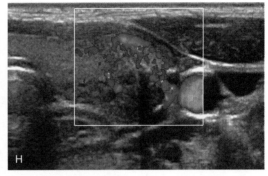

图 43-1　甲状腺双叶实性结节超声声像图表现

横切面(A、B)示甲状腺大小正常,腺体回声不均,弥漫分布小片状低回声,<0.5cm;纵切面及横切面(C、D)示右叶上中部低回声实性结节,大小约 0.8cm×1.0cm,边缘不规则,纵横比>1,内见多处点状强回声;纵切面及横切面 CDFI(E、F)示左叶中下部低回声实性结节,大小约 1.4cm×1.0cm,边缘不规则,紧靠前方被膜,内见多处点状强回声;横切面 CDFI(G、H)示右叶及左叶结节内穿支血流信号,血流信号丰富、杂乱。

【超声诊断依据】

右叶结节特征:实性、低回声、边缘不规则、纵横比>1,点状强回声。

ATA 风险分层:高风险(实性、低回声、边缘不规则、纵横比>1、点状强回声)。

ACR TI-RADS:12 分(实性 2 分,低回声 2 分,边缘不规则 2 分,纵横比>1 为 3 分,点状强回声 3 分),TR 5。

C-TI-RADS:4 分(实性 1 分,边缘不规则 1 分,纵横比>1 为 1 分,点状强回声 1 分),4C 类。

左叶结节特征:实性、低回声、边缘不规则、点状强回声。

ATA 风险分层:高风险(实性、低回声、边缘不规则、点状强回声)。

ACR TI-RADS:9 分(实性 2 分,低回声 2 分,边缘不规则 2 分,点状强回声 3 分),TR 5。

C-TI-RADS:3 分(实性 1 分,边缘不规则 1 分,点状强回声 1 分),4C 类。

【推荐】建议 FNA。

【病理诊断】未行 FNA 结果提示。石蜡病理结果提示:(甲状腺)慢性淋巴结细胞性甲状腺炎;(甲状腺右叶结节)甲状腺乳头状癌(经典型,直径 0.6cm),未累及甲状腺被膜;(甲状腺左叶结节)甲状腺滤泡型乳头状癌(直径 1cm),未见明确累及包膜;中央区淋巴结(-)。

病例 44

【病史】女,42 岁,发现甲状腺结节半年。

【实验室检查】无。

【其他影像学检查】无。

【超声表现】见图 44-1。

【超声诊断】甲状腺多发结节,左叶结节高风险 /TR 5/C-TI-RADS 4C 类,右叶结节高风险 /TR 5/C-TI-RADS B 类;甲状腺腺体多发点状强回声,考虑弥漫性癌浸润;双侧颈部多发淋巴结肿大(右侧Ⅱ区、Ⅲ区、Ⅳ区,双侧Ⅵ区),考虑转移性。

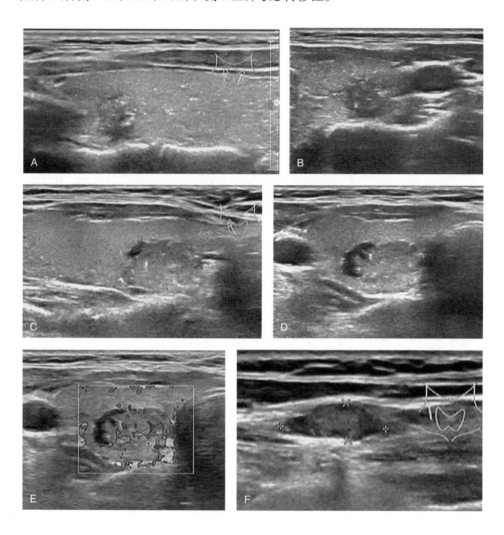

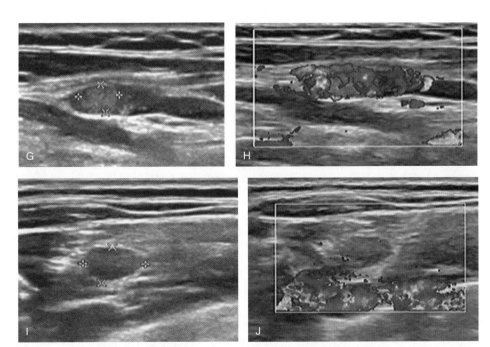

图 44-1　甲状腺实性结节及双侧颈部淋巴结超声声像图

纵切面及横切面（A、B）示左叶上极实性低回声结节，大小约 1.0cm×0.9cm×1.2cm，边界欠清，边缘不规则，纵横比＞1，内部多处点状强回声，左叶腺体实质内可见多处点状强回声；纵切面（C）示右叶中、下部实性低回声结节，大小约 1.5cm×1.5cm×1.1cm，边界欠清，边缘不规则，边缘少许无回声，内部多处点状强回声，右叶腺体实质内可见多处点状强回声；横切面（D）示结节内侧紧邻气管软骨；CDFI（E）示结节内丰富、杂乱血流信号；灰阶超声纵切面（F、G）示右颈上、中、下部颈总动脉鞘周围多处大小不等低回声淋巴结，较大者 1.4cm×0.5cm，皮髓质分界消失，皮质内可见团块状高回声，较小者 0.5cm×0.3cm；CDFI（H）示血流信号丰富、杂乱；阶超声纵切面（I）示气管周围可见多个大小不等低回声淋巴结，较大者位于右侧，0.7cm×0.6cm，皮髓质分界消失；CDFI（J）示内部粗大血流信号。

【超声诊断依据】左叶结节特征：实性、低回声、边缘不规则、纵横比＞1、点状强回声。

ATA 风险分层：高风险（实性、低回声、边缘不规则、纵横比＞1、点状强回声）。

ACR TI-RADS：12 分（实性 2 分，低回声 2 分，边缘不规则 2 分，纵横比＞1 为 3 分，点状强回声 3 分），TR 5。

C-TI-RADS：4 分（实性 1 分，边缘不规则 1 分，纵横比＞1，点状强回声 1 分），4C 类。

右叶结节特征：几乎完全实性、低回声、边缘不规则、点状强回声。

ATA 风险分层：高风险（几乎完全实性、低回声、边缘不规则、点状强回声）。

ACR TI-RADS：9 分（几乎完全实性 2 分，低回声 2 分，边缘不规则 2 分，点状强回声 3 分），TR 5。

C-TI-RADS：2 分（边缘不规则 1 分，点状强回声 1 分），4B 类。

【FNA 推荐】建议 FNA。

【病理诊断】FNA 提示：甲状腺左右叶均为甲状腺乳头状癌，（右颈部Ⅲ区淋巴结）淋巴结转移性甲状腺乳头状癌。

病例 45

【病史】女,37 岁,发现甲状腺结节 1 年余。

【实验室检查】无。

【其他影像学检查】无。

【超声表现】见图 45-1。

【超声诊断】甲状腺右叶实性结节,高风险 /TR 5/C-TI-RADS 4B 类。甲状腺右叶多发点状强回声,考虑弥漫性癌浸润。气管右侧及气管前方淋巴结肿大,考虑转移性。

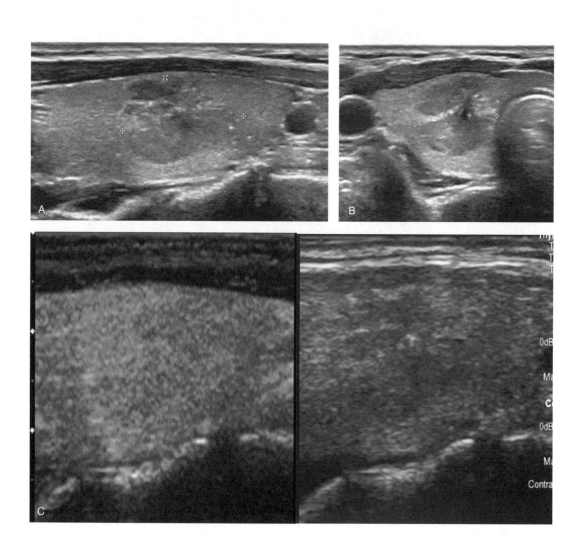

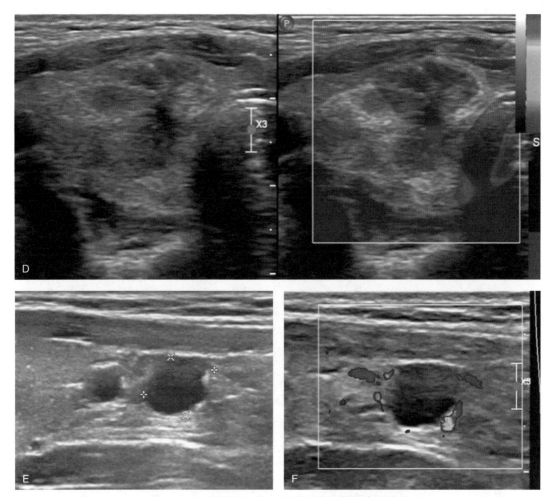

图 45-1　甲状腺右叶实性结节及淋巴结超声声像图

纵切面(A)示右叶中部实性低回声结节,大小约 1.9cm×1.4cm×1.3cm,边界欠清,形态不规则,内部多处点状强回声,右叶腺体内散在多发强回声;横切面(B)示右叶实性结节内侧紧邻气管软骨;纵切面超声造影(C)示结节呈均匀稍高增强,甲状腺被膜连续性好;弹性成像(D)示部分质地较硬;纵切面(E)示右叶下极下方气管右侧多个无回声,较大者 1.0cm×0.7cm,壁上可见少许中等回声,未见皮髓质分界;CDFI(F)边缘可见条状血流信号。

【超声诊断依据】

右叶结节特征:实性、低回声、边缘不规则。

ATA 风险分层:高风险(实性、低回声、边缘不规则)。

ACR TI-RADS:6 分(实性 2 分,低回声 2 分,边缘不规则 2 分),TR 4。

C-TI-RADS:2 分(实性 1 分,边缘不规则 1 分),4B 类。

【FNA 推荐】建议 FNA。

【病理诊断】FNA 提示:甲状腺乳头状癌。(气管右侧淋巴结)符合淋巴结转移性甲状腺乳头状癌。

病例 46

【病史】女,9岁,发现甲状腺肿物1个月余。

【实验室检查】甲状腺球蛋白(Tg)117.6ng/ml,余甲状腺功能均正常。

【其他影像学检查】颈、胸部增强CT:甲状腺右侧叶体积明显增大,内见多发不规则片状低密度影,边界不清。

【超声表现】见图46-1。

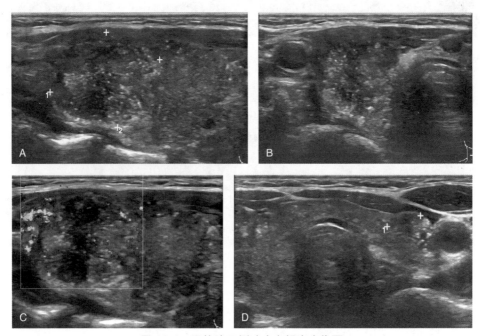

图 46-1　甲状腺双侧叶病变超声声像图

纵切面及横切面(A、B)示甲状腺右叶内弥漫分布点状强回声,较大者范围约2.4cm×2.0cm,边缘不规则,前方被膜连续性中断;纵切面CDFI(C)示右叶内较丰富血流信号;横切面(D)示叶见多发小低回声伴点状强回声,大小约0.7cm×0.6cm,边缘不规则,边界不清,紧邻甲状腺前方被膜。

【超声诊断】甲状腺双叶弥漫硬化型甲状腺癌,累及甲状腺被膜外。

【超声诊断依据】双侧甲状腺腺体内呈多灶性病灶:弥漫分布点状强回声,边缘不规则,右叶者侵及被膜。

【FNA推荐】建议FNA。

【病理诊断】FNA提示:有甲状腺乳头状癌细胞。石蜡标本提示:双侧甲状腺乳头状癌,弥漫硬化型。肿瘤在甲状腺左叶内呈多灶分布,直径0.1~0.6cm,部分病灶累及甲状腺左叶外纤维脂肪组织。肿瘤在甲状腺右叶呈多灶分布,直径0.1~3.0cm,部分病灶累及甲状腺右叶被膜外纤维脂肪组织,未累及横纹肌组织。

病例 47

【病史】女,50 岁,体检发现甲状腺结节 7 个月余,未予以治疗。1 个月前患者自觉颈部不适,有发硬感。

【实验室检查】无。

【其他影像学检查】无。

【超声表现】甲状腺双叶结节见图 47-1,颈部淋巴结见图 47-2。

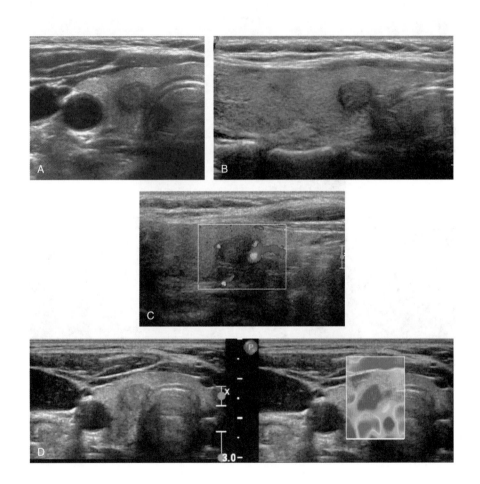

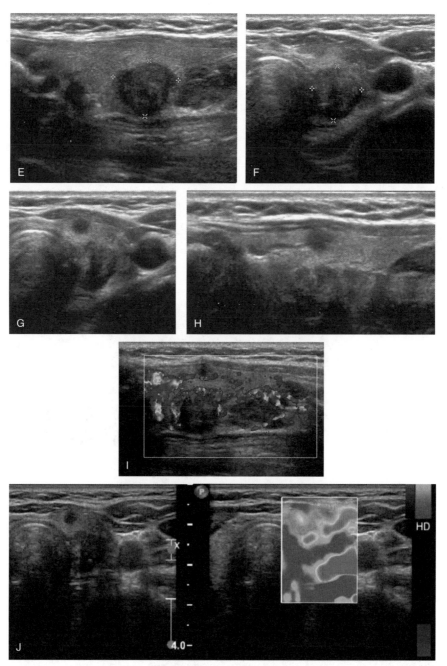

图 47-1　甲状腺双叶实性结节超声声像图表现

横纵切面(A、B)示右叶下极低回声实性结节,大小约 0.8cm×0.6cm×0.8cm,边缘不规则,边界不清,纵横比>1,紧邻气管,与内侧被膜分界不清;纵切面 CDFI(C)示周边短条状血流信号;横切面弹性成像(D)示结节呈蓝色为主,质地较硬。横纵切面(E、F、G、H)示左叶下极近背侧低回声实性结节(E、F),大小约 1.6cm×1.1cm×1.3cm,形态不规则,边界不清,纵横比>1,紧邻气管,与内侧被膜分界不清,内回声不均,可见数个点状强回声;其旁可见两个低回声实性结节,较大者 0.6cm×0.4cm(G、H),均边缘不规则,边界不清,与前方被膜分界不清;纵切面 CDFI(I)示较大结节周边及内部短条状血流信号,较小结节周边可见少许血流信号;横切面弹性成像(J)示结节呈红蓝绿相间,质地偏软。

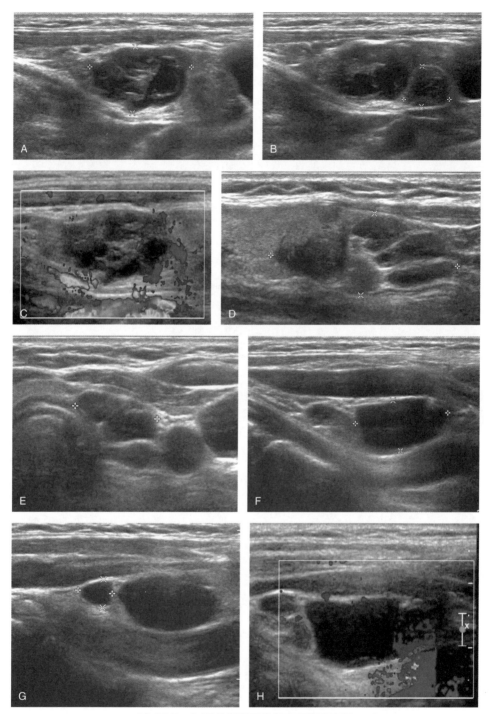

图 47-2　左侧颈部淋巴结超声声像图表现

纵切面（A、B）示左颈Ⅲ区、Ⅳ区多个低回声淋巴结，较大者位于Ⅳ区，2.1cm×1.3cm，结构不清，内回声不均，可见多处无回声，较大者范围约 0.9cm×0.5cm；CDFI（C）示周边及内部数条血流信号；横纵切面（D、E、F、G）示左气管旁甲状腺左叶下极下方多个低回声淋巴结，较大者3.5cm×1.4cm×1.5cm（D、E），由多个融合而成，结构不清；另有多个淋巴结呈无回声（F、G）示，较大者 1.8cm×1.1cm；CDFI（H）示周边及内部点状血流信号。

【超声诊断】甲状腺双叶多发实性结节,癌可能性大,高风险/TR 5/C-TI-RADS 4C类。左侧颈部多发淋巴结结构异常(左侧Ⅲ区、Ⅳ区及Ⅵ区),考虑转移性。

【超声诊断依据】右叶结节特征:实性、低回声、边缘不规则、纵横比>1。

ATA风险分层:高等风险(实性、低回声、边缘不规则、侵及被膜、纵横比>1)。

ACR TI-RADS:10分(实性2分,低回声2分,边缘不规则和侵及被膜3分,纵横比>1为3分),TR 5。

C-TI-RADS:3分(实性1分,边缘不规则和侵及被膜1分,纵横比>1为1分),4C类。

左叶下极近背侧结节特征:实性、低回声、边缘不规则、侵及被膜、纵横比>1、点状强回声。

ATA风险分层:高等风险(实性、低回声、边缘不规则、侵及被膜、纵横比>1、点状强回声)。

ACR TI-RADS:13分(实性2分,低回声2分,边缘不规则和侵及被膜3分,纵横比>1为3分,点状强回声3分),TR 5。

C-TI-RADS:4分(实性1分,边缘不规则和侵及被膜1分,纵横比>1为1分,点状强回声1分),4C类。

左叶另两个小结节特征:实性、低回声、边缘不规则、侵及被膜。

ATA风险分层:高等风险(实性、低回声、边缘不规则、侵及被膜)。

ACR TI-RADS:7分(实性2分,低回声2分,边缘不规则和侵及被膜3分),TR 5。

C-TI-RADS:2分(实性1分,边缘不规则和侵及被膜1分),4B类。

【推荐】建议FNA。

【病理诊断】CNB结果:(左叶下极背侧低回声结节)部分滤泡上皮异型增生,未见明确乳头结构,不能除外滤泡型乳头状癌。石蜡病理:(右甲状腺结节)甲状腺乳头状癌(滤泡亚型,直径0.7cm),侵及甲状腺被膜;(左甲状腺结节)甲状腺滤泡型乳头状癌(2灶,滤泡型,大小为1.5cm×1.0cm×1.0cm及直径0.3cm),累及被膜,伴多量上皮样肉芽肿;淋巴结转移癌(左侧Ⅵ区9/11,右侧Ⅵ区1/6,左侧Ⅳ区9/14,左Ⅲ区0/10);右侧Ⅵ区、右侧喉返神经后方、左侧Ⅳ区淋巴结内见较多上皮样肉芽肿。

病例 48

【病史】男,44岁,体检发现甲状腺结节2个月余,未予以治疗。

【实验室检查】无。

【其他影像学检查】无。

【超声表现】甲状腺右叶结节见图48-1,双侧颈部淋巴结(-)。

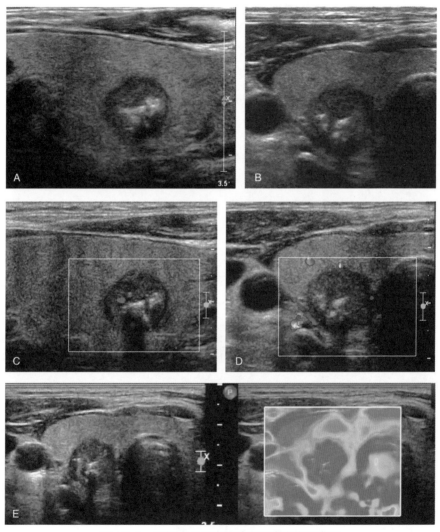

图 48-1　甲状腺右叶实性结节超声声像图表现

纵横切面(A、B)示右叶中下部低回声实性结节,大小约1.3cm×1.3cm×1.3cm,边缘不规则,边界不清,纵横比=1,紧邻气管,与后方及内侧被膜分界不清,内见多数点状、短条状强回声;纵横切面CDFI(C、D)示周边短条状血流信号,内部见纤细穿支;横切面弹性成像(E)示结节呈蓝色为主,质地较硬。

【超声诊断】甲状腺右叶实性结节,高风险 /TR 5/C-TI-RADS 4C 类。

【超声诊断依据】右叶结节特征:实性、低回声、边缘不规则、侵及被膜、纵横比 =1、点状强回声。

ATA 风险分层:高风险(实性、低回声、边缘不规则、侵及被膜、点状强回声)。

ACR TI-RADS:10 分(实性 2 分,低回声 2 分,边缘不规则和侵及被膜 3 分,点状强回声 3 分),TR 5。

C-TI-RADS:3 分(实性 1 分,边缘不规则和侵及被膜 1 分,点状强回声 1 分),4C 类。

【推荐】建议 FNA。

【病理诊断】未行 FNA。石蜡病理:(右甲状腺结节)甲状腺乳头状癌(滤泡型,直径 1.2cm),局灶侵犯甲状腺被膜;淋巴结未见转移癌(右侧Ⅵ区 0/9)。

病例 49

【病史】女,67 岁,发现甲状腺肿物 1 个月。

【实验室检查】甲状腺功能七项检查正常。

【其他影像学检查】颈、胸部增强 CT:甲状腺右叶肿物,大小约 1.8cm×1.2cm,边界尚清,其内可见钙化灶。余右叶及左叶内可见粗大钙化灶。

【超声表现】见图 49-1。

【超声诊断】甲状腺多发实性结节,均高风险 /TR 5/C-TI-RADS 4C 类,右叶结节累及甲状腺被膜外组织。

【超声诊断依据】双侧叶结节特征:低回声、实性、边缘不规则、内见点状强回声及粗大强回声;右叶较大者侵及腺体外组织。

ATA 风险分层:高风险(实性、低回声、边缘不规则 / 右叶者腺体外侵犯、点状强回声);

ACR TI-RADS:右叶结节 10 分(实性 2 分,低回声 2 分,腺体外侵犯 3 分,点状强回声 3 分),余结节 9 分(实性 2 分,低回声 2 分,边缘不规则 2 分,点状强回声 3 分),TR 5。

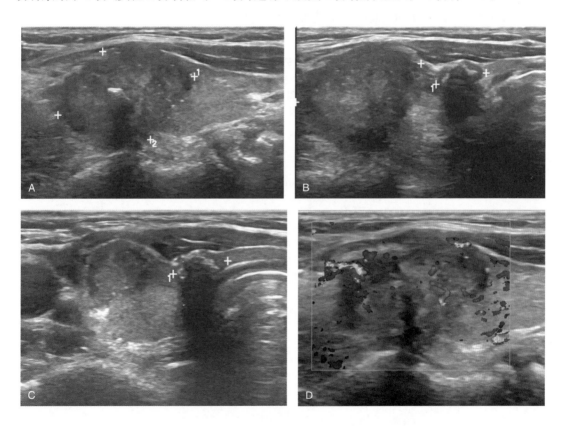

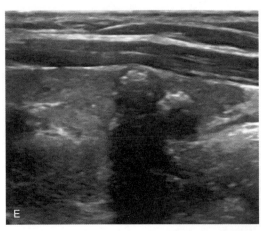
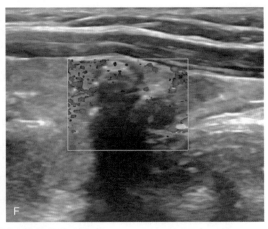

图 49-1　甲状腺双侧叶结节超声声像图

纵横切面(A、B、C)示甲状腺右叶中下部多个低回声实性结节,部分伴有不规则粗大强回声及点状强回声,较大者位于上中部,大小约 2.4cm×1.7cm,边缘不规则,边界不清,前方被膜连续性中断,内部回声不均,可见点状及短条状强回声;横切面 CDFI(D)示结节内较丰富血流信号,血流走行迂曲;纵切面(E)示左叶下极低回声实性结节,呈多结节状,边缘不规则,边界不清,内见不规则粗大钙化;纵切面 CDFI(F)示结节周边少量血流信号。

C-TI-RADS:3 分(实性 1 分,边缘不规则 / 右叶者侵及被膜 1 分,点状强回声 1 分),4C 类。

【FNA 推荐】建议 FNA。

【病理诊断】FNA 提示:有甲状腺乳头状癌细胞(TBSRTC Ⅵ)。石蜡标本提示:双侧甲状腺乳头状癌,弥漫多结节分布,主要呈经典型,少部分滤泡型及实性型,伴明显纤维化及钙化,右叶肿瘤累及甲状腺被膜外纤维脂肪及横纹肌组织,局灶可见神经侵犯,未见明确脉管瘤栓。周围甲状腺呈结节性甲状腺肿。

病例 50

【病史】女,32岁,外院右叶甲状腺乳头状癌切术术后1年,具体手术方式及术后大病理不详,发现颈部多发肿物1个月余。

【实验室检查】无。

【其他影像学检查】无。

【超声表现】残余甲状腺左叶4.7cm×1.7cm×1.9cm,回声不均减低,内弥漫分布短条索样高回声,CDFI:血流信号丰富未见异常高速血流。颈前软组织内见多数低回声实性结节弥漫分布,右侧为著,上缘达舌骨下方,下缘位于胸骨上端,右侧达胸锁乳突肌外侧,左侧位于胸锁乳突肌内侧,CDFI:实性结节内血流信号丰富。最浅表处位于浅筋膜内,左侧较大者位于左上颈部,大小约0.9cm×0.5cm(见图50-2-D),右侧较大者位于右侧颌下,大小约1.1cm×0.7cm,左侧锁骨上方外侧者大小约1.6cm×0.7cm,CDFI:血流信号丰富。右侧深部较大者位于甲状软骨右侧(图50-1),左侧较大者位于颈根部颈内静脉前方(图50-2)。

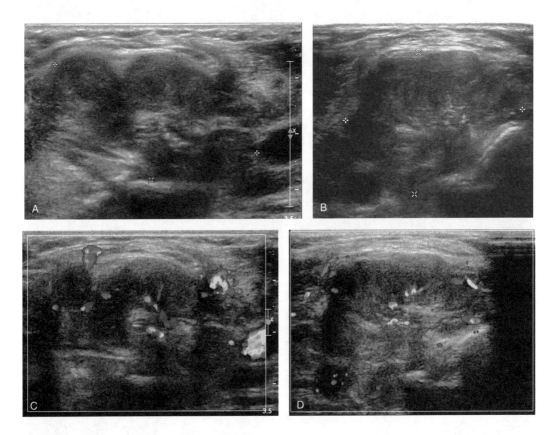

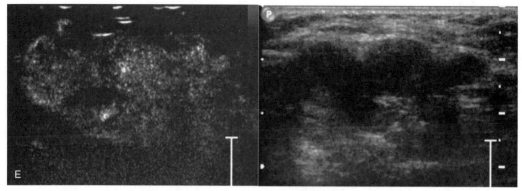

图 50-1　甲状软骨右侧实性结节超声声像图表现

甲状腺右叶乳头状癌切除术后,纵横切面灰阶超声(A、B)示甲状软骨右侧低回声实性结节,大小约4.2cm×3.3cm×2.5cm,边缘不规则,边界不清;纵横切面 CDFI(C、D)示周边及内部条状血流信号,血流信号丰富、杂乱;纵切面超声造影(E)示结节内微泡迅速进入,内部分布不均,呈不均匀增强。

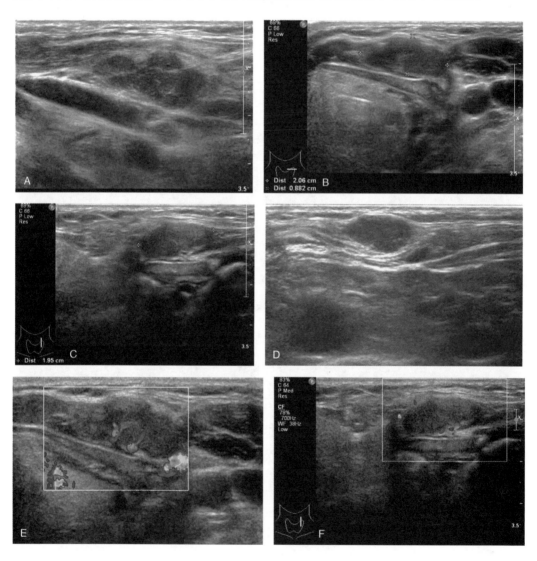

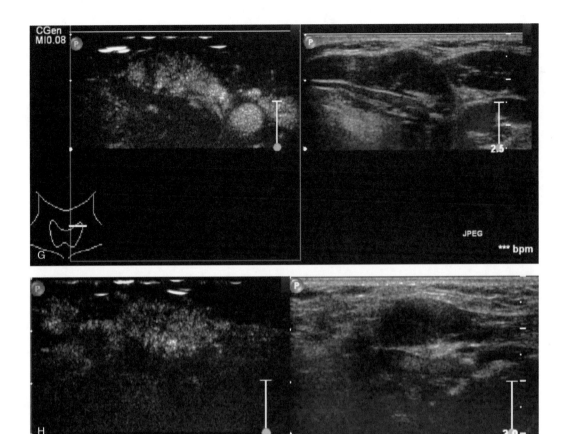

图 50-2　左侧颈部多发实性结节超声声像图表现

纵横切面灰阶超声（A、B、C、D）示左侧颈部多个低回声实性结节，较大者位于上颈部颈总动脉内前方（A、B），2.7cm×2.1cm×0.9cm，呈多结节融合状，边缘不规则，部分边界不清；纵切面 CDFI（E、F）示周边及内部条状血流信号；纵切面超声造影（G、H）示结节内微泡迅速进入，内部分布不均，呈不均匀增强。

【超声诊断】甲状腺部分切除术后，残余左叶弥漫性病变；颈部软组织内多发实性占位，血流丰富，考虑复发及转移病灶。

【超声诊断依据】甲状腺右叶乳头状癌切除术后，右侧甲状腺床及颈部多发实性占位，结节特点：实性、低回声、边缘不规则、血流信号丰富、杂乱，符合复发病灶特点。

【推荐】建议 FNA。

【病理诊断】未行 FNA。原发病灶：（左侧甲状腺）病变符合甲状腺乳头状癌（经典型，直径 0.5cm）。此次复发病灶石蜡病理：（左残叶、锁骨上窝及皮下结节）横纹肌组织中见甲状腺乳头状癌浸润。

【点评】分化型甲状腺癌（differentiated thyroid cancer，DTC）初次治疗后发生复发转移率可达 30%，并且大多数的复发转移发生在首次治疗后的 5 年内。复发转移主要发生在颈部淋巴结及甲状腺床，颈部淋巴结转移占 60%~75%，甲状腺床复发约占 20%，首次手术未彻底清除转移性淋巴结是 DTC 术后病变复发或持续存在的主要原因。DTC 术后应进行长期规律随访，以监测是否发生复发转移。对于术后的患者，我们要评估以下内容：

①甲状腺床,判断有无残余腺体以及腺体内有无结节,判断有无复发病灶;②颈部淋巴结,判断有无持续／复发及转移性淋巴结;③颈部软组织,判断颈部软组织内有无可疑种植或转移病变;④颈部静脉,判断颈内静脉或甲状腺上静脉内有无瘤栓;⑤气管与食管,评估气管与食管的连续性是否中断,记录病变侵袭范围。

复发病灶有与原发病灶类似的超声表现:低回声、边缘不规则、纵横比>1、可伴有微钙化和囊性变,CDFI 显示血流信号增加。

病例 51

【病史】男, 11 岁, 发现甲状腺结节 1 年余, 未予以治疗。

【实验室检查】甲状腺功能七项检查正常。

【其他影像学检查】无。

【超声表现】见图 51-1。

【超声诊断】甲状腺右叶实性结节, 高风险 /TR 5/C-TI-RADS 4C 类; 右侧颈部多发可疑淋巴结肿大 (右侧Ⅱ区、Ⅲ区), 考虑转移性。

【超声诊断依据】右叶结节特征: 实性、低回声、边缘不规则、侵及被膜、点状强回声。

ATA 风险分层: 高风险 (实性、低回声、边缘不规则、侵及被膜、点状强回声)。

ACR TI-RADS: 10 分 (实性 2 分, 低回声 2 分, 边缘不规则和侵及被膜 3 分, 点状强回声 3 分), TR 5。

C-TI-RADS: 3 分 (实性 1 分, 边缘不规则和侵及被膜 1 分, 点状强回声 1 分), 4C 类。

右侧颈部淋巴结超声特点: 结构不清、内见点状强回声、周边条状血流、血流信号丰富杂乱。

【FNA 推荐】建议 FNA。

【病理诊断】FNA 提示: 可疑乳头状癌。石蜡标本提示: 右侧甲状腺乳头状癌 (岛状细胞亚型), 淋巴结 Tg (+)。

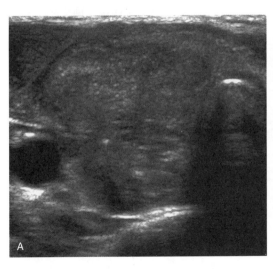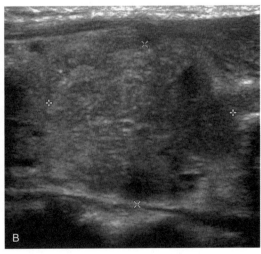

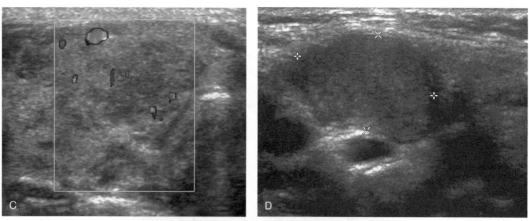

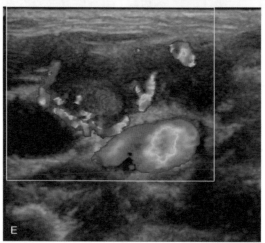

图 51-1 甲状腺右叶实性结节及右侧颈部Ⅱ区淋巴结超声声像图表现

横纵切面灰阶超声（A、B）示甲状腺右叶中、下部低回声实性结节，大小约 2.7cm×2.3cm，边缘不规则，边界不清，部分甲状腺被膜连续性中断，内见数个点状强回声；纵横切面 CDFI（C）示结节内部短条状血流信号；横切面灰阶超声（D）示右侧颈部多发低回声淋巴结，均未见淋巴结门结构，内见点状强回声，较大者位于Ⅱ区，大小约 1.8cm×1.2cm；横切面 CDFI（E）示淋巴结周边及内部条状血流信号，血流信号丰富、杂乱。

病例 52

【病史】女,38 岁,体检发现甲状腺功能减退症 4 年,发现甲状腺结节 1 年半。

【实验室检查】甲状腺功能减退,桥本甲状腺炎。

【其他影像学检查】无。

【超声表现】见图 52-1,双侧颈部淋巴结(−)。

【超声诊断】甲状腺右叶实性结节,高风险 /TR 5/C-TI-RADS 4C 类。

【超声诊断依据】右叶结节特征:实性、低回声、边缘不规则、点状强回声,超声造影提示呈不均匀增强、侵及被膜。

ATA 风险分层:高风险(实性、低回声、边缘不规则、侵及被膜、点状强回声)。

ACR TI-RADS:10 分(实性 2 分,低回声 2 分,边缘不规则和侵及被膜 3 分,点状强回声 3 分),TR 5。

C-TI-RADS:3 分(实性 1 分,边缘不规则和侵及被膜 1 分,点状强回声 1 分),4C 类。

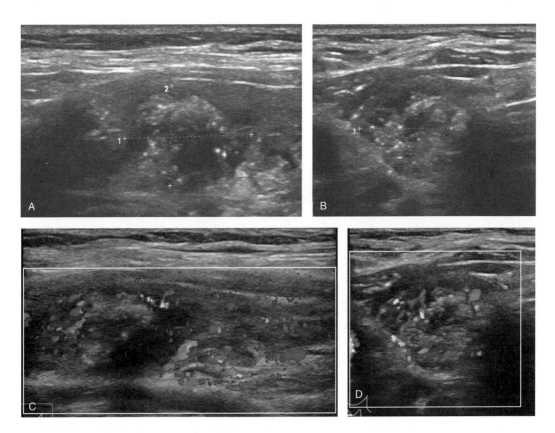

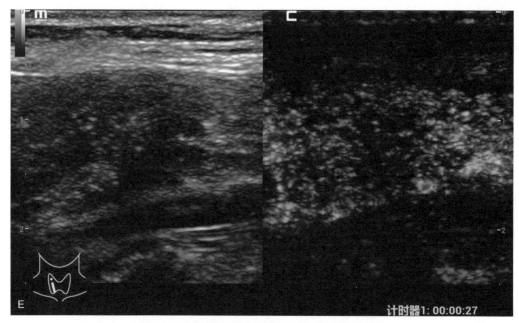

图 52-1　甲状腺右叶实性结节超声声像图表现

纵横切面灰阶超声（A、B）示甲状腺右叶中部低回声实性结节，大小约 1.5cm×1.2cm×1.1cm，边缘不规则，边界不清，紧靠后方被膜，内见弥漫分布点状强回声及少许无回声；纵横切面 CDFI（C、D）示结节周边及内部丰富的条状血流信号；纵切面超声造影（E）示结节呈不均匀低增强，增强晚期早于周边实质消退呈低增强，周围未见明显环状结构，部分甲状腺被膜连续性中断。

【推荐】建议 FNA。

【病理诊断】FNA 提示：可疑乳头状癌。石蜡标本提示：右侧低分化甲状腺乳头状癌（岛状细胞亚型）。

病例 53

【病史】女,59岁,体检发现甲状腺结节3周余。

【实验室检查】甲状腺功能五项检查正常。

【其他影像学检查】无。

【超声表现】甲状腺左叶近峡部结节见图53-1,双侧颈部淋巴结(-)。

【超声诊断】甲状腺左叶近峡部实性结节,高风险/TR 5/C-TI-RADS 4B类。

【超声诊断依据】左叶近峡部结节特征:实性、低回声、边缘不规则、腺体外侵犯,超声造影提示呈不均匀增强、侵及被膜。

ATA风险分层:高风险(实性、低回声、边缘不规则、腺体外侵犯)。

ACR TI-RADS:7分(实性2分,低回声2分,边缘不规则和腺体外侵犯3分),TR 5。

C-TI-RADS:2分(实性1分,边缘不规则和腺体外侵犯1分),4B类。

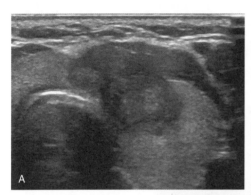
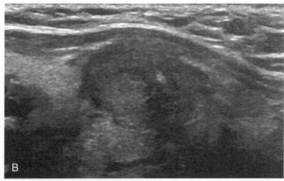
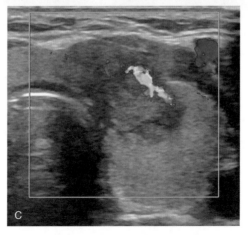

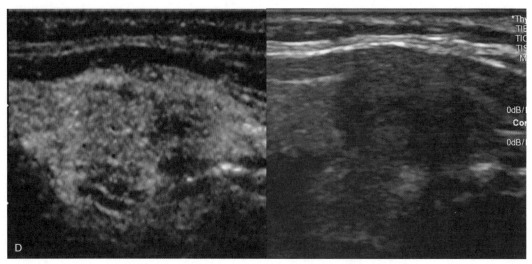

图 53-1　甲状腺左叶近峡部实性结节超声声像图表现

纵横切面灰阶超声（A、B）示甲状腺左叶中下部近峡部低回声实性结节，大小约 1.8cm×0.9cm，边缘不规则，紧邻气管，紧靠前方被膜，结节凸出甲状腺被膜外，被膜连续性似见中断；横切面 CDFI（C）示结节内粗大穿支血流信号；纵切面超声造影（D）示结节呈不均匀低增强，增强范围未见明显扩大，内见无增强区，增强晚期早于周围组织消退呈低增强，周边未见明确高增强环，结节前方甲状腺被膜连续性中断。

【推荐】建议 FNA。

【病理诊断】FNA 提示：甲状腺乳头状癌。石蜡标本提示：左叶近峡部甲状腺乳头状癌（高细胞亚型）。

病例 54

【病史】女,33 岁,体检发现甲状腺结节 1 个月余。

【实验室检查】甲状腺功能五项检查正常。

【其他影像学检查】无。

【超声表现】图 54-1,双侧颈部淋巴结(-)。

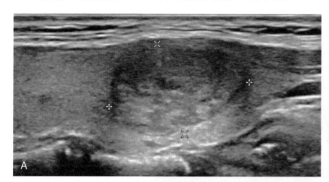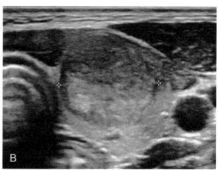

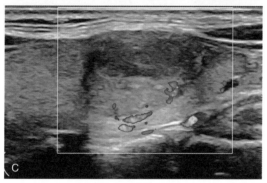

图 54-1　甲状腺左叶实性结节超声声像图表现

纵横切面灰阶超声(A、B)示甲状腺左叶下极低回声实性结节,大小约 2.0cm × 1.7cm × 1.3cm,边缘不规则,边界尚清,部分切面与气管关系密切,结节周边可见一不规则低回声晕,其内回声不均,可见弥漫分布点状强回声;纵切面 CDFI(C)示结节周边条状血流信号。

【超声诊断】甲状腺左叶下极实性结节,高风险 /TR 5/C-TI-RADS 4B 类。

【超声诊断依据】左叶下极结节特征:实性、低回声、边缘不规则、不规则低回声晕。

ATA 风险分层:高风险(实性、低回声、边缘不规则)。

ACR TI-RADS:6 分(实性 2 分,低回声 2 分,边缘不规则 2 分),TR 5。

C-TI-RADS:2 分(实性 1 分,边缘不规则 1 分),4B 类。

【推荐】部分切面与气管关系密切,建议密切观察或 FNA。

【病理诊断】FNA 提示:可疑乳头状癌。石蜡标本提示:左叶下极甲状腺乳头状癌(柱状细胞亚型)。

病例 55

【病史】女,24岁,发现颈部肿物4个月。

【实验室检查】甲状腺功能七项检查正常。

【其他影像学检查】低剂量胸部CT提示:左叶甲状腺增大伴钙化灶,气管受压右移,请结合超声检查。

【超声表现】见图55-1,双侧颈部淋巴结(-)。

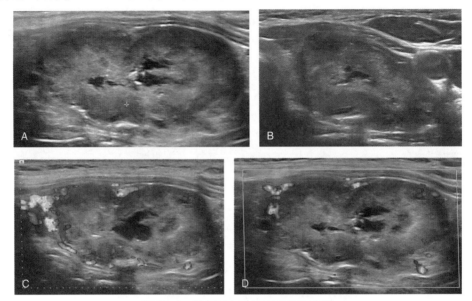

图 55-1　甲状腺左叶超声声像图表现

纵切面及横切面(A、B)示左叶体积增大,大部分被低回声结节占据,大小约3.5cm×3.2cm×1.8cm,边缘不规则,边界不清晰,内部回声不均,见片状中等回声,中心处见多处无回声区;纵切面CDFI(C、D)示结节周边及内部条状血流信号,较丰富。

【超声诊断】甲状腺左叶实性为主囊实性结节,高风险/TR 4/C-TI-RADS 4B类;甲状腺弥漫性病变,考虑慢性炎症。

【超声诊断依据】结节特征:囊实性(实性为主)、低回声、边缘不规则。

ATA风险分层:高风险(囊实性、实性部分低回声、边缘不规则)。

ACR TI-RADS:5分(囊实性1分,低回声2分,边缘不规则2分),TR 4。

C-TI-RADS:1分(囊实性0分,边缘不规则1分),4A类。

【推荐】建议FNA。

【病理诊断】FNA结果提示:可疑滤泡肿瘤。石蜡病理:滤泡性肿瘤(大小约3.5cm×3.2cm×1.8cm),可见局部明确包膜侵犯,符合甲状腺滤泡癌(包膜浸润型),左侧中央区淋巴结未见转移癌(0/5)。

病例 56

【病史】女,61岁,发现甲状腺结节1年余。

【实验室检查】甲状腺功能五项检查正常,anti-TGAb 1 046.1U/ml,anti-TPOAb 1 125.6U/ml。

【其他影像学检查】无。

【超声表现】见图 56-1。

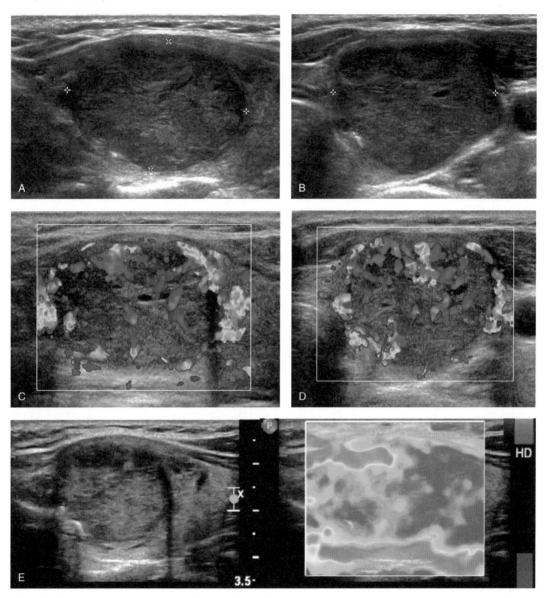

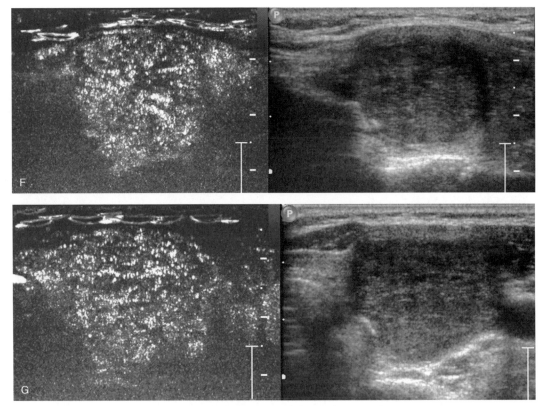

图 56-1　甲状腺左叶囊实性结节超声声像图表现

纵切面（A）示左叶上、中部见囊实性低回声结节，大小约 3.5cm×2.0cm，边缘不规则，内部见裂隙样无回声；横切面（B）示左叶囊实性结节紧邻气管软骨，边缘见多个短条样强回声；纵切面及横切面 CDFI（C、D）示周边环绕血流信号，内部穿入较丰富；纵切面弹性成像（E）示红绿蓝相间，质地中等；纵切面及横切面超声造影（F、G）示结节实性成分呈均匀等增强，内侧紧邻气管软骨，分界尚清。

【超声诊断】甲状腺左叶囊实性结节，高风险 /TR 4/C-TI-RADS 4A 类，需除外滤泡病变。

【超声诊断依据】左叶结节特征：囊实性、低回声、边缘不规则。

ATA 风险分层：高风险（囊实性、实性部分低回声、边缘不规则）。

ACR TI-RADS：5 分（囊实性 1 分，低回声 2 分，边缘不规则 2 分），TR 4。

C-TI-RADS：1 分（边缘不规则 1 分），4A 类。

【FNA 推荐】建议 FNA。

【病理诊断】FNA 提示：可疑滤泡性病变。石蜡标本提示：左侧甲状腺滤泡癌（结节大小约 3.5cm×3.0cm×3.7cm，有包膜的微小浸润型）；慢性淋巴细胞性甲状腺炎。

病例 57

【病史】女,30岁,发现颈部肿物1年。

【实验室检查】甲状腺功能七项检查正常。

【其他影像学检查】CT提示:甲状腺密度不均,左侧为著,左叶体积明显增大,约4.3cm×5.3cm×10cm,考虑肿瘤性病变,请结合临床及超声检查。

【超声表现】见图57-1。

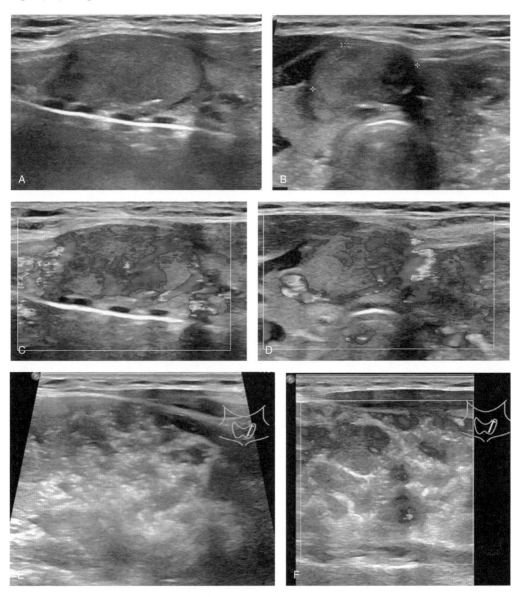

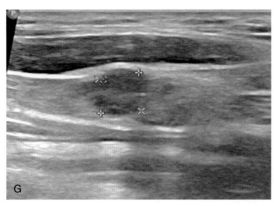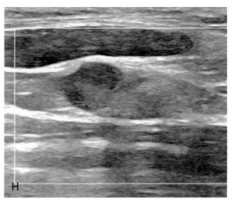

图 57-1 甲状腺及颈部淋巴结超声声像图表现

纵切面及横切面（A、B）示峡部低回声实性结节，大小约 2.0cm×1.6cm×1.2cm，边缘不规则，凸出被膜外，边界不清晰，内见点状及短条状强回声；纵切面 CDFI（C、D）示结节周边及内部条状血流信号，丰富、杂乱。纵切面（E）示左叶无正常腺体，呈弥漫性低回声，内弥漫分布簇状点状强回声；纵切面 CDFI（F）示左叶内血流信号杂乱；左侧颈部Ⅲ区、Ⅳ区见多个结构异常淋巴结，较大者位于Ⅲ区（G），大小约 0.7cm×0.6cm，形态变圆，淋巴结门消失，皮髓质分界不清，CDFI（H）示周边条状血流信号。

【超声诊断】甲状腺峡部实性结节，高风险 /TR 5/C-TI-RADS 4C 类，侵及被膜可能性大；甲状腺左叶弥漫不均质低回声伴钙化，高风险，考虑弥漫性硬化型乳头状癌；左侧Ⅲ区、Ⅳ区异常淋巴结，考虑转移性。

【超声诊断依据】峡部结节特征：实性、低回声、边缘不规则、腺体外侵犯、点状强回声；左叶特征：低回声、弥漫分布点状强回声。

ATA 风险分层：高风险（实性、低回声、边缘不规则）。

ACR TI-RADS：9 分（实性 2 分，低回声 2 分，边缘不规则 2 分，点状强回声 3 分），TR 5。

C-TI-RADS：3 分（实性 1 分，边缘不规则 1 分，点状强回声 1 分），4C 类。

【推荐】建议 FNA。

【病理诊断】FNA 结果提示：左侧甲状腺乳头状癌，BARF V600E 突变（+）；峡部结节未行 FNA。石蜡病理：峡部甲状腺滤泡癌（大小约 2.0cm×1.5cm×1.0cm）；甲状腺乳头状癌（大小约 11.0cm×5.5cm×5.0cm），紧邻被膜；淋巴结可见转移癌左侧Ⅲ区 4/5，左侧Ⅳ、Ⅴ区 0/8，左侧Ⅵ区 4/9，右侧Ⅵ区 8/10。

病例 58

【病史】女,56岁,体检发现甲状腺结节 10 余年,未有不适症状,未进一步诊治,后定期复查未见明显变化。

【实验室检查】甲状腺功能七项检查正常。

【其他影像学检查】无。

【超声表现】甲状腺内见多个结节,右叶较大者及左叶较大者结节声像图表现见图 58-1,双侧颈部淋巴结(−)。

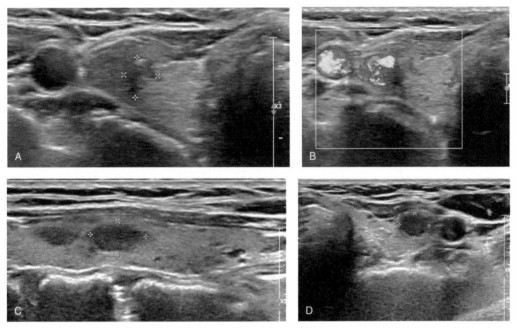

图 58-1　甲状腺右叶及左叶实性结节超声声像图表现

横切面(A)示右叶上中部低回声实性结节,大小约 0.5cm × 0.7cm × 0.5cm,边缘不规则,纵横比>1,内见点状强回声;横切面 CDFI(B)示结节周边及内部条状血流信号;纵切面及横切面(C、D)示左叶中部实性低回声结节,边缘欠规则,边界尚清。

【超声诊断】甲状腺右叶实性结节,高风险 /TR 5/C-TI-RADS 4C 类;甲状腺左叶实性结节,高风险 /TR 4/C-TI-RADS 4B 类。

【超声诊断依据】右叶结节特征:实性、低回声、边缘不规则、纵横比>1、点状强回声。

ATA 风险分层:高风险(实性、低回声、边缘不规则、纵横比>1、点状强回声)。

ACR TI-RADS:12 分(实性 2 分,低回声 2 分,边缘不规则 2 分,纵横比>1 为 3 分,点状强回声 3 分),TR 5。

C-TI-RADS:4 分(实性 1 分,边缘不规则 1 分,纵横比>1 为 1 分,点状强回声 1 分),4C 类。

左叶特征:实性、低回声、边缘欠规则。

ATA 风险分层:高等风险(实性、低回声、边缘欠规则)。

ACR TI-RADS:6 分(实性 2 分,低回声 2 分,边缘欠规则 2 分),TR 4。

C-TI-RADS:2 分(实性 1 分,边缘欠规则 1 分),4B 类。

【推荐】建议 FNA。

【病理诊断】FNA 结果提示:右叶结节考虑意义不明确的滤泡上皮病变,不除外甲状腺乳头状癌,BARF V600E 突变(+);左叶结节可疑滤泡性肿瘤,不除外甲状腺乳头状癌。石蜡病理:右叶甲状腺微小乳头状癌(2 灶,直径 0.1~0.4cm);左叶嗜酸细胞滤泡性肿瘤(直径 0.4cm),生长活跃,其中部分免疫组化切片中可见小细胞向周围浸润生长,考虑为嗜酸细胞滤泡癌(微小浸润性),左侧Ⅵ区嗜酸细胞滤泡癌转移(1/4)。

病例 59

【病史】男,27 岁,发现甲状腺占位 1 个月余。

【实验室检查】甲状腺功能五项检查正常,anti-TPOAb 173.20U/ml。

【其他影像学检查】无。

【超声表现】见图 59-1。

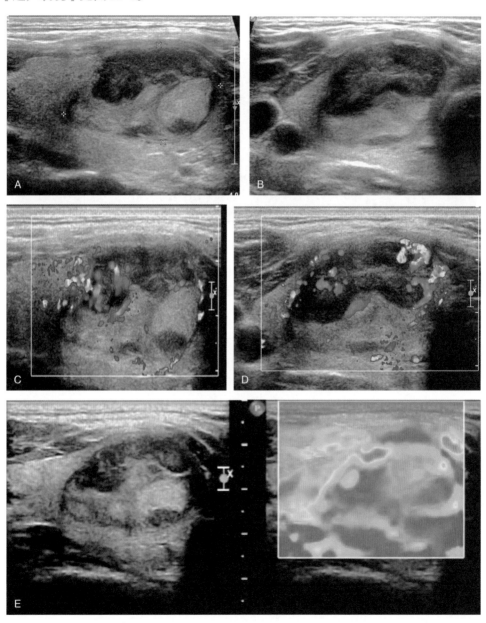

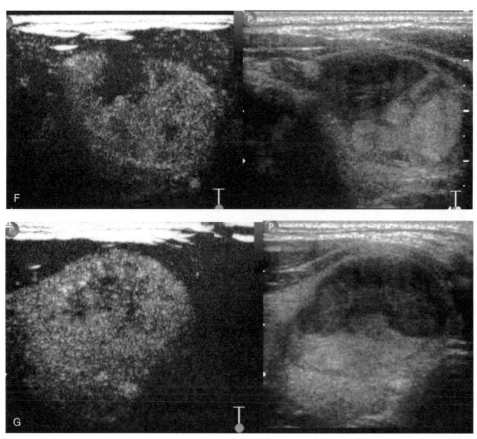

图 59-1　甲状腺右叶实性结节超声声像图表现

纵切面及横切面灰阶(A、B)示右叶中、下部见混合回声实性结节,大小约 3.6cm×2.2cm,边缘欠规则,内部回声不均,一半呈低回声;纵切面及横切面 CDFI(C、D)示周边环绕血流信号,内部穿入较丰富;纵切面弹性成像(E)示红绿蓝相间,质地中等;纵切面及横切面超声造影(F、G)示结节实性成分呈环状增强,环结构不完整,内低回声区呈不均匀低增强。

【超声诊断】甲状腺右叶实性结节,高风险 /TR4/C-TI-RADS 4B 类。

【超声诊断依据】右叶结节特征:实性、低回声、超声造影环状增强、环结构不完整。

ATA 风险分层:中等风险(实性、低回声)。

ACR TI-RADS:4 分(实性 2 分,低回声 2 分),TR 4。

C-TI-RADS:1 分(实性 1 分),4A 类。

【FNA 推荐】建议 FNA。

【病理诊断】FNA 提示:可疑滤泡性肿瘤。石蜡标本提示:右侧甲状腺滤泡性病变,可见包膜及血管浸润,形态符合甲状腺滤泡癌;伴慢性淋巴细胞性甲状腺炎。

【点评】超声造影有 4 种增强模式:不均匀增强、均匀增强、环状增强和无增强,其中环状增强是结节的良性征象,其特异性较高。但是当环状结构不完整时,要高度警惕恶性。

病例 60

【病史】女,56 岁,体检发现甲状腺结节 10 余年,未有不适症状,未进一步诊治,后定期复查未见明显变化。

【实验室检查】甲状腺功能七项检查正常。

【其他影像学检查】无。

【超声表现】见图 60-1,双侧颈部淋巴结(−)。

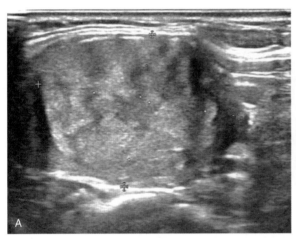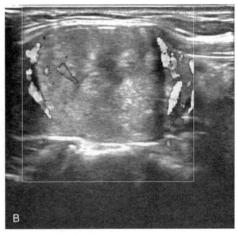

图 60-1　甲状腺右叶实性结节超声声像图表现

纵切面(A)示右叶低回声实性结节,大小约 3.6cm×2.4cm,形态尚规则,边界尚清;纵切面 CDFI(B)示结节周边及内部条状血流信号,较丰富。

【超声诊断】甲状腺右叶实性结节,中风险 /TR4/C-TI-RADS 4A 类。

【超声诊断依据】右叶结节特征:实性、低回声。

ATA 风险分层:中等风险(实性、低回声)。

ACR TI-RADS:4 分(实性 2 分,低回声 2 分),TR 4。

C-TI-RADS:1 分(实性 1 分),4A 类。

【推荐】建议 FNA。

【病理诊断】FNA 结果提示:良性病变,考虑良性腺瘤性结节,BARF V600E 突变(−)。石蜡病理:滤泡性肿瘤,经充分取材及连续切片,可见局灶包膜浸润,未见明显血管浸润,符合微小浸润性滤泡癌。

病例 61

【病史】女,37 岁,体检发现甲状腺结节 10 年,未有不适症状,未进一步诊治,后定期复查未见明显变化。

【实验室检查】甲状腺功能七项检查正常。

【其他影像学检查】CT: 甲状腺左叶体积增大,见 5.1cm×3.9cm 低密度结节影,建议超声进一步检查。

【超声表现】见图 61-1,双侧颈部淋巴结(–)。

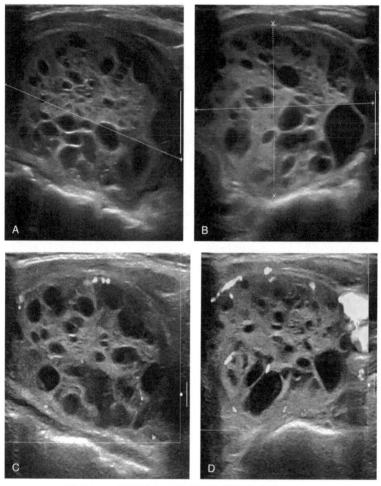

图 61-1　甲状腺左叶囊实性结节超声声像图表现

纵切面及横切面(A、B)示左叶被巨大中等回声囊实性结节占据,大小约
5.3cm×4.9cm×3.5cm,形态规则,边界清,内见多处无回声,较大者 2.0cm×1.1cm;
纵切面及横切面 CDFI(C、D)示结节周边及内部短条状血流信号。

【超声诊断】甲状腺左叶囊实性结节,低风险/TR 2/C-TI-RADS 3 类。

【超声诊断依据】左叶结节特征:囊实性、实性部分呈中等回声,无其他恶性特征。

ATA 风险分层:低风险(囊实性、中等回声、实性成分偏心)。

ACR TI-RADS:2 分(囊实性 1 分,中等回声 1 分),TR 2。

C-TI-RADS:0 分,3 类。

【推荐】建议 FNA。

【病理诊断】未行 FNA。石蜡病理:甲状腺滤泡性肿瘤,局灶浸透包膜,符合甲状腺微小浸润型滤泡癌。并见包膜内见 1 处可疑血管浸润。

病例 62

【病史】男,27岁,体检发现甲状腺结节1年,自述肿物较前增大。

【实验室检查】甲状腺功能七项检查正常。

【其他影像学检查】无。

【超声表现】见图62-1,双侧颈部淋巴结(−)。

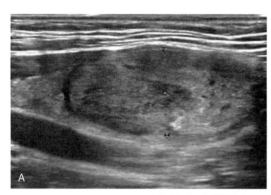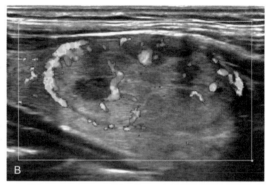

图 62-1　甲状腺右叶实性结节超声声像图表现

纵切面(A)示右叶中、下部低回声实性结节,大小约3.9cm×2.0cm,形态规则,边界清,周边见低回声晕;
纵切面CDFI(B)示结节周边及内部条状血流信号。

【超声诊断】甲状腺右叶实性结节,中等风险/TR 4/C-TI-RADS 4A类。

【超声诊断依据】右叶结节特征:实性、低回声。

ATA风险分层:高风险(实性、低回声)。

ACR TI-RADS:4分(实性2分,低回声2分),TR 4。

C-TI-RADS:1分(实性1分),4A类。

【推荐】建议FNA。

【病理诊断】未行FNA。石蜡病理:甲状腺滤泡性肿瘤,形态结合免疫组化考虑包裹性血管浸润型滤泡癌(血管侵犯<4处)。

病例 63

【病史】男,43 岁,体检发现甲状腺结节 1 年,外院 FNA 结果提示良性病变,患者未重视,未行治疗。

【实验室检查】甲状腺功能七项检查、降钙素及肿瘤标志物正常。

【其他影像学检查】CT:甲状腺密度不均,建议超声检查。

【超声表现】见图 63-1,双侧颈部淋巴结(–)。

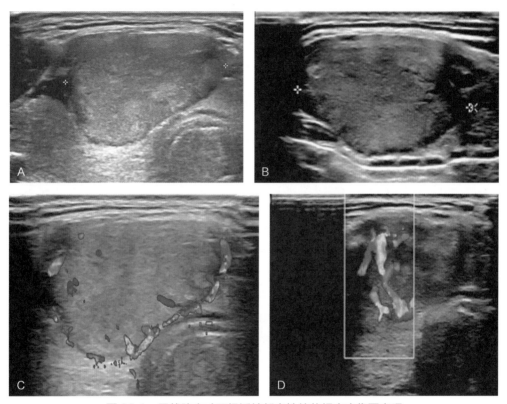

图 63-1　甲状腺右叶下极近峡部实性结节超声声像图表现

横切面及纵切面(A、B)示右叶下极近峡部中等回声实性结节,大小约 4.0cm×3.5cm×1.9cm,形态规则,边界清,突出被膜外;横切面及纵切面 CDFI(C、D)示结节周边及内部条状血流信号,较丰富,内部血流呈局限性丰富。

【超声诊断】甲状腺右叶下极近峡部实性结节,低风险 /TR3/C-TI-RADS 4A 类。

【超声诊断依据】右叶结节特征:实性、中等回声、内部血流局限性丰富。

ATA 风险分层:低风险(实性、中等回声)。

ACR TI-RADS:3 分(实性 2 分,中等回声 1 分),TR 3。

C-TI-RADS：1 分(实性 1 分)，4A 类。

【推荐】建议 FNA。

【病理诊断】FNA 结果：可疑滤泡肿瘤，BRAF V600E 突变(−)。石蜡病理：甲状腺滤泡性肿瘤，局灶包膜侵犯，可见多处血管侵犯(约 9 灶)，符合甲状腺包裹型血管浸润型滤泡癌(血管浸润 ≥ 4 个血管)。

病例 64

【病史】女,29 岁,体检发现甲状腺结节 10 余年,大小约 3.0cm×1.8cm,无明显不适,未治疗。患者自述近期吞咽困难,声音较之前有变化。

【实验室检查】甲状腺功能七项检查、降钙素及肿瘤标志物正常。

【其他影像学检查】CT:甲状腺左叶低密度结节伴钙化,大小约 2.7cm×2.1cm,请结合超声检查。

【超声表现】见图 64-1,双侧颈部淋巴结(−)。

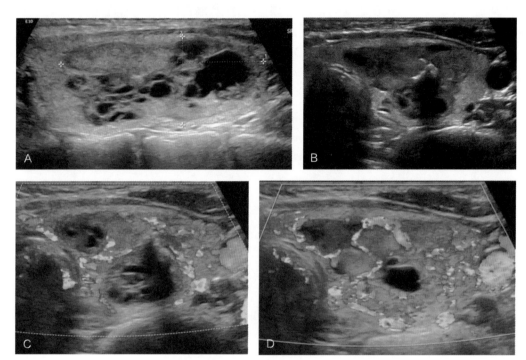

图 64-1　甲状腺左叶中、下部囊实性结节超声声像图表现

纵切面及横切面(A、B)示左叶中、下部低回声囊实性结节,大小约 4.3cm×1.8cm,形态规则,边界清,内见多处无回声区及短条状强回声;横切面及纵切面 CDFI(C、D)示结节周边及内部条状血流信号,较丰富。

【超声诊断】甲状腺左叶囊实性结节,低风险 /TR4/C-TI-RADS 3 类。

【超声诊断依据】右叶结节特征:粗大钙化、囊实性、低回声、内部血流局限性丰富。

ATA 风险分层:低风险(囊实性实性部分偏心、低回声)。

ACR TI-RADS:4 分(囊实性 1 分,低回声 2 分,粗大钙化 1 分),TR 4。

C-TI-RADS:0 分,3 类。

【推荐】建议 FNA。

【病理诊断】未行 FNA。石蜡病理：甲状腺滤泡性肿瘤，形态结合免疫组化结果考虑为甲状腺滤泡癌（浸润型），伴纤维化、钙化，浸润周围甲状腺实质；BRAF V600E 突变（−）。未行淋巴结清扫术。

【点评】甲状腺滤泡癌（follicular thyroid carcinoma, FTC）占所有甲状腺癌的 10%~15%，仅次于甲状腺乳头状癌，其侵袭性较高，易发生远处转移，以肺和骨转移最常见。FNA 诊断 FTC 较困难，不能发现有无血管或包膜的侵犯，FTC 诊断的唯一标准是肿瘤侵犯血管和 / 或侵犯包膜。根据病灶浸润程度不同分为：①微小侵袭性（仅有包膜侵犯）滤泡癌，如本书病例 55、病例 56、病例 58、病例 60；②有包膜的血管侵犯性滤泡癌，如本书病例 62、病例 63；③广泛侵袭性滤泡癌。FTC 超声表现多种多样，如具有缺少低回声、纵横比大于 1、微钙化等甲状腺乳头状癌的典型恶性超声特征，不易与腺瘤或结节性甲状腺肿鉴别。FTC 多数直径较大，在本书入选的 10 例 FTC 病例中，只有 1 例结节直径小于 1cm，其中有 8 例直径大于 3cm。FTC 病灶回声多表现为低回声、中等回声及混合回声 3 种，边缘多不规则、边界不清晰，无细晕或有不规则晕环（甲状腺腺瘤多为规则细晕）；FTC 内钙化少见，钙化也多表现为粗大钙化，多无砂粒体样微钙化；CDFI 示多为周边环绕、内部条状血流信号，内部血流分布丰富、杂乱。FTC 超声造影多表现为不均匀增强、高或等增强、无完整增强环（如本书病例 59）等特征。

病例 65

【病史】男, 64 岁, 体检发现甲状腺结节 2 年余。

【实验室检查】无。

【其他影像学检查】无。

【超声表现】见图 65-1。

【超声诊断】甲状腺左叶实性结节, 中等风险 /TR4/C-TI-RADS 4A 类。

【超声诊断依据】左叶结节特征: 实性、低回声、超声造影提示不均匀增强。

ATA 风险分层: 中等风险(实性、低回声)。

ACR TI-RADS: 4 分(实性 2 分, 低回声 2 分), TR 4。

C-TI-RADS: 1 分(实性 1 分), 4A 类。

【推荐】建议 FNA。

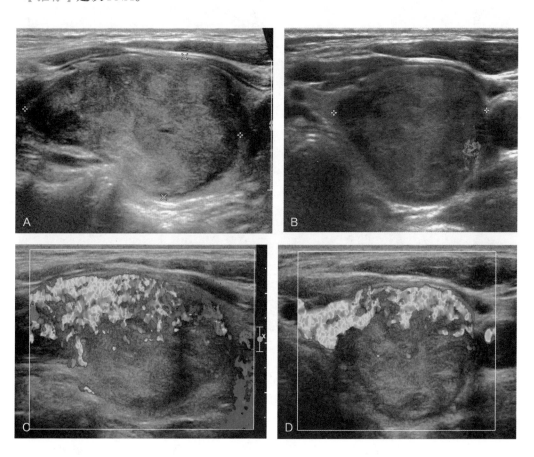

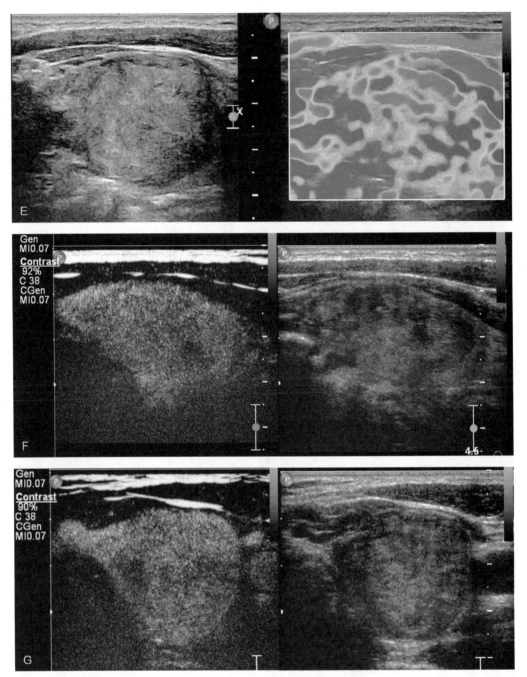

图 65-1　甲状腺左叶实性结节超声声像图表现

纵切面及横切面(A、B)示左叶实性低回声结节,占据左叶大部分腺体,大小约 4.6cm×3.0cm×2.6cm,形态规则,边界清晰,内回声不均匀;纵切面及横切面 CDFI(C、D)示结节内部及周边较丰富血流信号,走行杂乱;纵切面弹性成像(E)示红蓝黄绿相间,质地中等;纵切面及横切面超声造影(F、G)示结节实性成分呈不均匀低增强。

【病理诊断】术后组织病理提示:(左甲状腺结节)甲状腺髓样癌。免疫组化结果显示:CD56(NK-1)(+),CEA(+),CK19(−),Calcitonin(+),CgA(+),Syn(+),Thy(−),Ki-67(index 约 2%)。

【点评】甲状腺髓样癌多表现为实性低回声,与甲状腺乳头状癌不同,通常无形态不规则、纵横比>1等典型的恶性特征,有时难以与甲状腺腺瘤鉴别。但甲状腺髓样癌的血流特征多表现为丰富、杂乱,周边无完整的环绕血流,内部见粗大的穿支血流信号,而甲状腺腺瘤多表现为周边规则的环绕血流信号,内部穿支血流较少,此特点可加以鉴别。本病例中左叶巨大实性结节,虽然形态规则、边界清晰,且纵横比<1,但是结节内血流信号丰富、杂乱,需警惕恶性结节的可能,应建议行FNA,若高度怀疑甲状腺髓样癌应对穿刺洗脱液进行降钙素、癌胚抗原的检测。超声造影、弹性成像可提示重要的参考信息,但是目前超声新技术在甲状腺髓样癌诊断中的应用尚未推广,还有待进一步研究。

病例 66

【病史】男,22 岁,双侧甲状腺占位近半年。右侧肾上腺嗜铬细胞瘤,唇、舌、眼睑、声带黏膜多发神经纤维瘤,右侧肾上腺嗜铬细胞瘤。

【实验室检查】无。

【其他影像学检查】无。

【超声表现】见图 66-1、图 66-2。

【超声诊断】甲状腺多发实性结节,均高风险 /TR 5/C-TI-RADS 4C 类。

【超声诊断依据】结合病史甲状腺双叶结节特征:实性、低回声、边缘不规则、点状强回声,超声造影提示不均匀低增强。

ATA 风险分层:高风险(实性、低回声、边缘不规则、点状强回声)。

ACR TI-RADS:9 分(实性 2 分,低回声 2 分,边缘不规则 2 分,点状强回声 3 分),TR 5。

C-TI-RADS:3 分(实性 1 分,边缘不规则 1 分,点状强回声 1 分),4C 类。

【推荐】建议 FNA。

【病理诊断】术后组织病理提示:(左甲状腺,右甲状腺)甲状腺髓样癌。免疫组化结果显 示:CD56(NK-1)(+),CEA(+),CK19(−),Calcitonin(+),CgA(+),Syn(+),Thy(−),Ki-67(index 约 2%)。

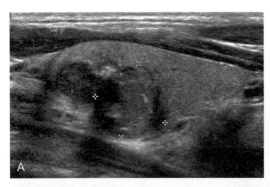
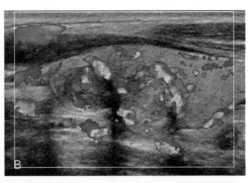
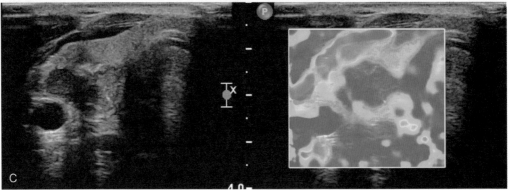

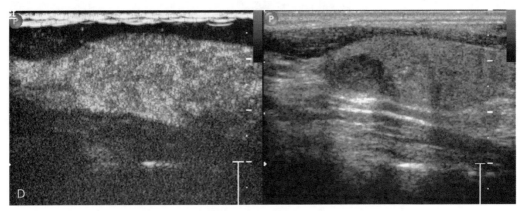

图 66-1 甲状腺右叶实性结节超声声像图表现

纵切面（A）示右叶上、中部实性中低回声结节，大小约 1.5cm×1.5cm，边缘不规则，边界模糊，内见多个点状、条状强回声呈簇状分布；纵切面 CDFI（B）示结节内部及周边丰富血流信号，分布杂乱；横切面弹性成像（C）呈蓝色，质地较硬；纵切面超声造影（D）示微泡迅速进入、分布不均，结节实性成分呈不均匀低增强。

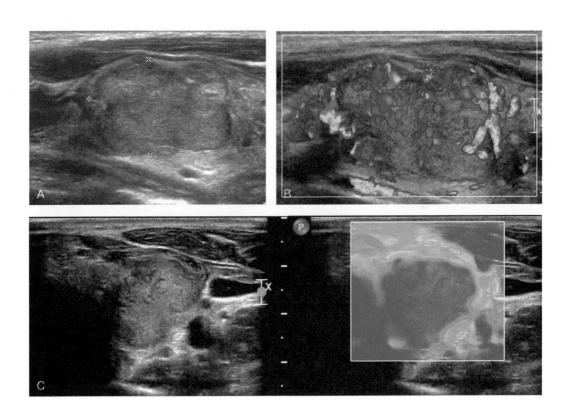

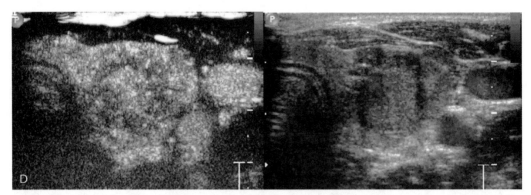

图 66-2　甲状腺左叶实性结节声像图表现

纵切面（A）示左叶上、中部实性低回声结节，大小约 2.9cm×1.9cm，边缘不规则，呈分叶状，由多结节融合，边缘有晕，周边另见多处点状、短条状强回声，部分伴彗尾；纵切面 CDFI（B）示结节内部及周边极丰富血流信号，分布杂乱；横切面弹性成像（C）呈蓝色，质地较硬；横切面超声造影（D）示微泡迅速进入、分布不均，结节实性成分呈不均匀低增强。

【点评】本病例患者为青年男性，双侧甲状腺占位合并肾上腺嗜铬细胞瘤、多发神经纤维瘤，呈类马凡体型，是多发性内分泌腺瘤综合征 2B 型（MEN-2B 型）的典型表现，其中甲状腺髓样癌（MTC）为 MEN-2B 中最常见的病变。MEN 是一组有明显家族倾向的显性遗传病，仔细询问家族史有助于作出诊断。本病例为双侧甲状腺多发实性结节，形态规则或不规则，结节内有点状、短条状强回声钙化，血流信号丰富杂乱。基于此超声特征、病史和临床特征，应高度怀疑为遗传型 MTC。超声还应仔细扫查双侧颈部淋巴结区域，判断是否有颈部淋巴结转移。超声造影呈不均匀低增强、弹性成像提示质地较硬是甲状腺恶性结节的辅助诊断信息。因此，综合患者的家族史、临床特征、超声特点等多方面信息最终可作出准确诊断。

病例 67

【病史】女,35 岁,体检发现甲状腺结节 1 个月,无明显不适。

【实验室检查】癌胚抗原(CEA)10.7ng/ml↑,血清降钙素 1 089pg/ml↑,甲状腺功能七项检查正常。

【其他影像学检查】无。

【超声表现】见图 67-1,双侧颈部淋巴结(-)。

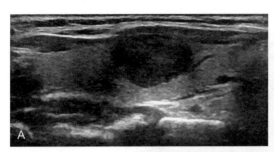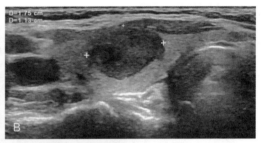

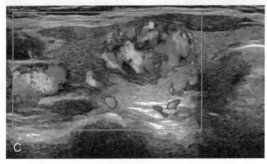

图 67-1　甲状腺右叶结节超声声像图表现

纵切面及横切面(A、B)示右叶中部低回声实性结节,大小约 1.8cm×1.5cm×0.8cm,边缘规则,边界清晰;横切面 CDFI(C)示结节血流信号丰富、杂乱。

【超声诊断】甲状腺右叶实性结节,中等风险 /TR 4/C-TI-RADS 4A 类。

【超声诊断依据】结节特征:实性、低回声。

ATA 风险分层:中等风险(实性、低回声)。

ACR TI-RADS:4 分(实性 2 分,低回声 2 分),TR 4。

C-TI-RADS:1 分(实性 1 分),4A 类。

【推荐】建议 FNA。

【病理诊断】FNA 结果提示:可疑恶性肿瘤,可疑髓样癌,请结合临床血清学降钙素和癌胚抗原水平综合分析。石蜡病理:甲状腺髓样癌(大小约 1.5cm×1.2cm×1.2cm),未侵及包膜;右侧Ⅲ区淋巴结转移癌(1/9),中央组淋巴结未见转移癌(左侧 0/8,右侧 0/7)。

病例 68

【病史】女,53 岁,发现甲状腺结节 2 个月,无明显不适。

【实验室检查】癌胚抗原(CEA)799.5ng/ml↑,胃泌素释放肽前体 315.6pg/ml↑,血清降钙素 43.94pg/ml↑,甲状腺功能七项检查正常。

【其他影像学检查】CT 增强扫描:甲状腺右叶肿块,不均匀强化伴多发钙化灶,直径约 3.3cm,甲状腺左叶多发微小点状低强回声灶,请结合临床。

【超声表现】见图 68-1,双侧颈部淋巴结(−)。

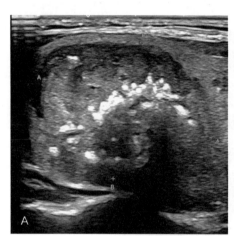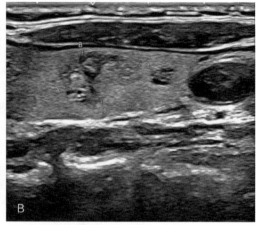

图 68-1　甲状腺右叶及左叶结节超声声像图表现

纵切面(A)示右叶上中部低回声实性结节,大小约 3.6cm×2.5cm,边缘规则,边界清晰,内部回声不均,见多处短条状强回声;纵切面(B)示左叶多个中等回声囊实性结节,较大者位于中部,大小约 1.4cm×0.9cm。

【超声诊断】甲状腺右叶实性结节,中等风险 /TR 4/C-TI-RADS 4A 类;甲状腺左叶囊实性结节,极低风险 /TR2/C-TI-RADS 3 类。

【超声诊断依据】右叶结节特征:实性、低回声、粗大钙化。

ATA 风险分层:中等风险(实性、低回声)。

ACR TI-RADS:4 分(实性 2 分,低回声 2 分),TR 4。

C-TI-RADS:1 分(实性 1 分),4A 类。

左叶结节特征:囊实性、中等回声。

ATA 风险分层:极低风险(囊实性实性部分不偏心、中等回声)。

ACR TI-RADS:2 分(囊实性 1 分,中等回声 1 分),TR 2。

C-TI-RADS:0 分,3 类。

【推荐】右叶实性结节建议 FNA,左叶囊实性结节建议随诊观察。

【病理诊断】FNA 结果提示：恶性肿瘤，结合血清学指标，考虑髓样癌，BRAF V600E 突变（-）。石蜡病理：右侧甲状腺髓样癌（大小约 3.5cm×3.0cm×3.0cm），未侵及包膜；淋巴结未见转移癌（右侧Ⅱ区 0/17，右侧Ⅲ区 0/9，右侧Ⅳ区 0/9，右侧 V 区 0/4，左侧Ⅵ区 0/3）；左侧甲状腺结节性甲状腺肿。

病例 69

【病史】男,86 岁,8 年前体检发现甲状腺左叶结节,未予以重视,无明显不适。

【实验室检查】癌胚抗原(CEA)4.9ng/ml↑,血清降钙素 163pg/ml↑,甲状腺功能七项检查正常。

【其他影像学检查】无。

【超声表现】见图 69-1,双侧颈部淋巴结(−)。

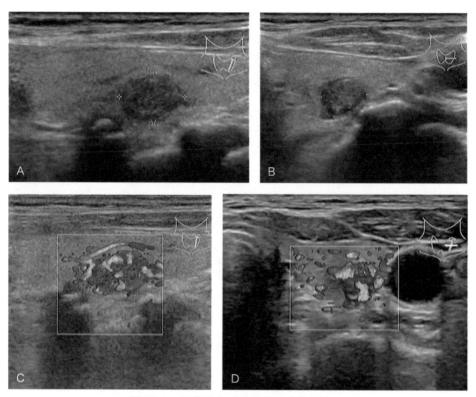

图 69-1　甲状腺左叶结节超声声像图表现

纵切面横切面及(A、B)示左叶中下部低回声实性结节,大小约 1.0cm×0.9cm×0.8cm,边缘规则,边界清晰,内见多个点状强回声,较大者长约 0.1cm;纵切面及横切面 CDFI(C、D)示结节周边及内部见条状血流信号,较丰富。

【超声诊断】甲状腺左叶伴钙化实性结节,高风险 /TR5/C-TI-RADS 4B 类。

【超声诊断依据】左叶结节特征:实性、低回声、点状强回声。

　ATA 风险分层:高风险(实性、低回声、点状强回声)。

　ACR TI-RADS:7 分(实性 2 分,低回声 2 分,点状强回声 3 分),TR 5。

C-TI-RADS:2 分(实性 1 分,点状强回声 1 分),4B 类。

【推荐】左叶实性结节建议 FNA。

【病理诊断】FNA 结果提示:可疑滤泡肿瘤,不除外髓样癌,请结合血清降钙素及癌胚抗原指标。因患者自身条件差,未手术。

病例 70

【病史】女,56岁,体检发现甲状腺结节1个月余。

【实验室检查】甲状腺功能七项检查正常。

【其他影像学检查】无。

【超声表现】见图 70-1,双侧颈部淋巴结(−)。

【超声诊断】甲状腺右叶实性结节,高风险/TR5/C-TI-RADS 4B 类。

【超声诊断依据】右叶结节特征:实性、低回声、点状强回声,弹性成像提示质地较硬,超声造影提示不均匀增强伴有不规则环状增强。

　　ATA 风险分层:高风险(实性、低回声、点状强回声)。

　　ACR TI-RADS:7 分(实性 2 分,低回声 2 分,点状强回声 3 分),TR 5。

　　C-TI-RADS:2 分(实性 1 分,点状强回声 1 分),4B 类。

【推荐】建议密切观察或 FNA。

【病理诊断】FNA 提示:髓样癌。

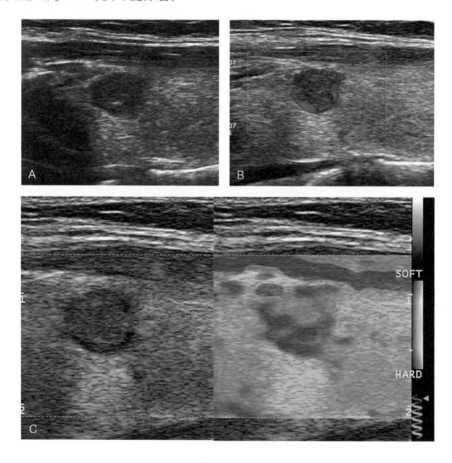

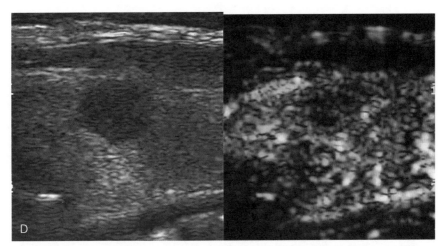

图 70-1　甲状腺右叶实性结节超声声像图表现

纵切面（A）示甲状腺右叶上中部低回声实性结节，大小约 0.7cm × 0.7cm，边缘欠规则，边界欠清晰，内见点状强回声；纵切面 CDFI（B）示结节周边及内部较丰富血流信号；纵切面弹性成像（C）呈蓝色为主，质地较硬；纵切面超声造影（D）示结节呈不均匀低增强，周边可见环状高增强，环不完整、不规则。

病例 71

【病史】女,40岁,自觉颈部不适5天。

【实验室检查】降钙素原升高,anti-TPOAb、Tg-Ab 升高。

【其他影像学检查】无。

【超声表现】甲状腺右叶结节见图 71-1,双侧颈部淋巴结(–)。

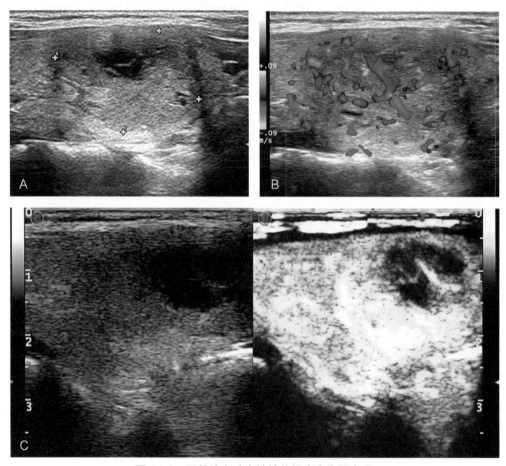

图 71-1　甲状腺右叶实性结节超声声像图表现

纵切面(A)示甲状腺右叶中部低回声囊实性结节,大小约 3.1cm×2.3cm,边缘欠规则,边界欠清晰,内见点状强回声;纵切面 CDFI(B)示结节周边及内部较丰富血流信号;纵切面超声造影(C)示结节呈不均匀高增强,内可见无增强区域。

【超声诊断】甲状腺右叶囊实性结节,高风险 /TR 5/C-TI-RADS 4B 类。

【超声诊断依据】右叶结节特征:囊实性、低回声、点状强回声、超声造影提示不均匀高增强。

ATA 风险分层：高风险（囊实性、低回声、实性部分内点状强回声）。

ACR TI-RADS：6 分（囊实性 1 分，低回声 2 分，点状强回声 3 分），TR 5。

C-TI-RADS：1 分（点状强回声 1 分），4A 类。

【推荐】FNA。

【病理诊断】FNA 提示：未见癌证据。石蜡标本提示：右侧甲状腺髓样癌。

病例 72

【病史】男,59 岁,自觉颈部不适 3 天。

【实验室检查】降钙素原升高。

【其他影像学检查】无。

【超声表现】见图 72-1。

【超声诊断】甲状腺左叶实性结节,高风险 /TR 5/C-TI-RADS 4B 类。

【超声诊断依据】左叶结节特征:实性、低回声、点状强回声、超声造影提示不均匀高增强。

ATA 风险分层:高风险(实性、低回声、实性部分内点状强回声)。

ACR TI-RADS:7 分(实性 2 分,低回声 2 分,点状强回声 3 分),TR 5。

C-TI-RADS:2 分(实性 1 分,点状强回声 1 分),4B 类。

【推荐】FNA。

【病理诊断】FNA 提示:未见癌证据。石蜡标本提示:左侧甲状腺髓样癌。

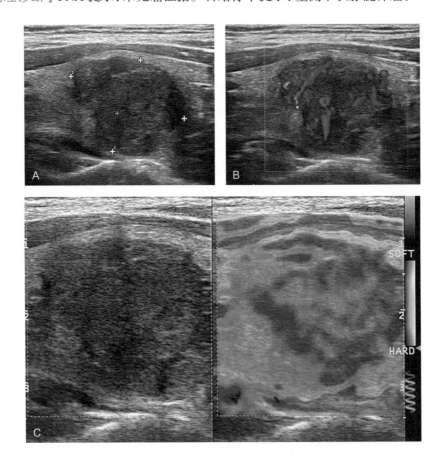

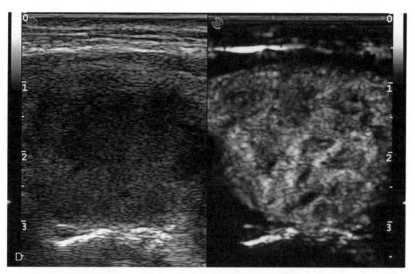

图 72-1　甲状腺左叶实性结节超声声像图表现

纵切面(A)示甲状腺左叶中部低回声实性结节,大小约 2.8cm×2.2cm,边缘欠规则,边界欠清晰,内见点状强回声;纵切面 CDFI(B)示结节周边及内部较丰富血流信号;纵切面弹性成像(C)示结节呈蓝色为主,提示结节质地较硬;纵切面超声造影(D)示结节呈不均匀高增强。

病例 73

【病史】男, 79 岁, 发现颈部肿物半年。

【实验室检查】甲状腺功能七项检查正常。

【其他影像学检查】无。

【超声表现】见图 73-1。

【超声诊断】甲状腺左侧及峡部实性结节, 高风险 /TR5/C-TI-RADS 4A 类, 侵及被膜可能性大; 左侧Ⅲ区、Ⅳ区异常淋巴结, 考虑转移性。

【超声诊断依据】峡部结节特征: 几乎完全实性、低回声、突出被膜外。

ATA 风险分层: 高风险 (几乎完全实性、低回声、腺体外侵犯)。

ACR TI-RADS: 7 分 (几乎完全实性 2 分, 低回声 2 分, 腺体外侵犯 3 分), TR 5。

C-TI-RADS: 1 分 (腺体外侵犯 1 分), 4A 类。

【推荐】建议 CNB。

【病理诊断】CNB 结果提示: 恶性肿瘤, 不除外甲状腺未分化癌, 伴坏死。FNA 涂片结果提示: 恶性肿瘤, 可见大量中性粒细胞、上皮样细胞团及奇异性巨细胞, 考虑未分化癌可能性大。因患者自身条件差, 未行手术。

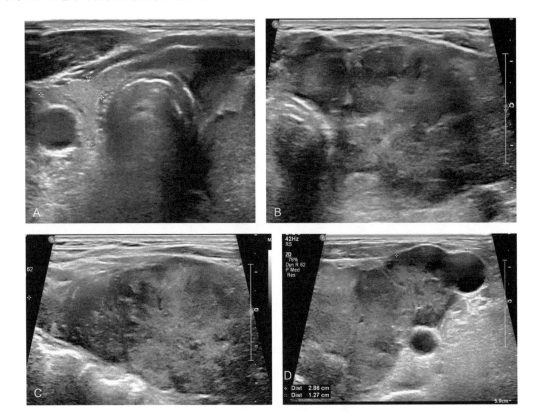

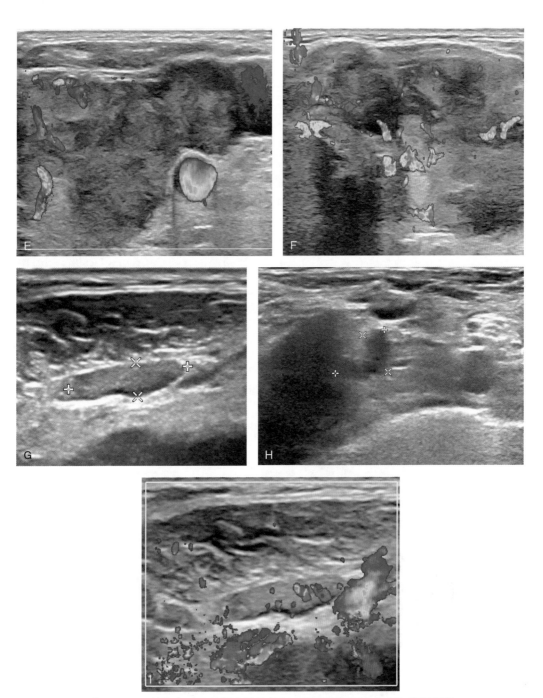

图 73-1　甲状腺左叶及峡部实性结节和左侧颈部淋巴结超声声像图表现

横切面（A）示甲状腺右叶大小约 4.4cm×1.3cm×1.3cm，回声均。横纵切面（B、C、D）示甲状腺左叶及峡部被巨大低回声占据，气管受压明显右移，范围约 7.2cm×5.4cm×4.6cm，突出被膜外，左侧缘达颈总动脉及颈内静脉之间及颈内静脉内前方，其内回声不均，可见无回声区，范围约 2.9cm×1.3cm；横切面 CDFI（E、F）示结节内部较丰富条状血流信号。纵切面灰阶超声（G、H）示左侧颈动脉鞘周围多处大小不等的低回声淋巴结，较大者约 1.5cm×0.4cm（G），左侧锁骨上方可见低回声淋巴结，大小约 1.2cm×0.8cm（H），均皮髓质分界消失；纵切面 CDFI（I）示淋巴结血流信号丰富、杂乱。

病例 74

【病史】女, 75 岁, 发现甲状腺肿物 2 个月。

【实验室检查】甲状腺功能七项检查正常。

【其他影像学检查】颈、胸部增强 CT: 甲状腺左叶不规则肿物, 最大截面约 6.0cm×4.9cm, 边界欠清, 不均匀强化伴钙化、囊变, 压迫气管、食管及左颈鞘, 向下突入上纵隔内。

【超声表现】见图 74-1。

【超声诊断】甲状腺左叶几乎完全实性结节, 高风险 /TR5/C-TI-RADS 4B 类; 左侧Ⅳ区及右侧Ⅲ区结构异常淋巴结, 考虑转移性。

【超声诊断依据】左叶结节特征: 几乎完全实性、低回声、点状及短条状强回声、边缘不规则。

ATA 风险分层: 高风险 (几乎完全实性、低回声、边缘不规则、点状强回声)。

ACR TI-RADS:9 分 (几乎完全实性 2 分, 低回声 2 分, 边缘不规则 2 分, 点状强回声 3 分), TR 5。

C-TI-RADS:2 分 (边缘不规则 1 分, 点状强回声 1 分), 4B 类。

【推荐】建议 FNA 或 CNB。

【病理诊断】FNA 结果提示: 分化差的恶性肿瘤, 高度怀疑未分化癌。

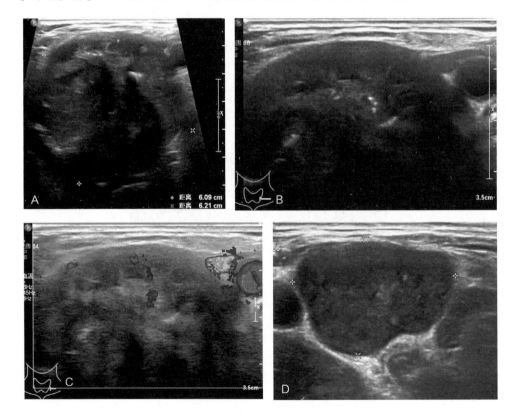

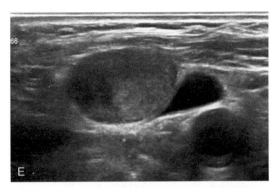

图 74-1　甲状腺左叶实性结节及双侧颈部淋巴结超声声像图表现

横切面灰阶超声（A、B）示甲状腺左叶正常腺体消失，被巨大低回声占据，大小约
6.1cm×6.2cm，边缘不规则，边界欠清，内见多处点状、短条状强回声，内另见多处小无回声。
横切面 CDFI（C）示结节内部点条状血流信号。横切面灰阶超声（D、E）示左侧Ⅳ区低回声淋
巴结，大小约 2.8cm×1.9cm（D），右侧Ⅲ区见低回声淋巴结，大小约 1.5cm×1.1cm，均皮髓质
分界消失，内部回声不均。

病例 75

【病史】女,68 岁,发现颈部包块 3 个月。

【实验室检查】Tg:62.66ng/ml。

【其他影像学检查】颈胸部增强 CT:甲状腺右侧叶增大,内部可见不规则低强化肿块影,大小约 4.6cm×4.5cm,呈多房囊实性改变,囊壁及分隔可见强化,内部强化不明显,囊壁可见钙化灶;肿块向左压迫气管及食管,并与之分界不清晰。

【超声表现】见图 75-1。

【超声诊断】甲状腺右叶囊实性实性为主结节,高风险 /TR5/C-TI-RADS 4A 类。

【超声诊断依据】左叶结节特征:实性、低回声、点状及短条状强回声。

ATA 风险分层:高风险(囊实性、以实性为主、低回声、边缘不规则、粗大钙化)。

ACR TI-RADS:6 分(囊实性 1 分,低回声 2 分,边缘不规则 2 分,粗大钙化 1 分),TR 5。

C-TI-RADS:1 分(边缘不规则 1 分),4A 类。

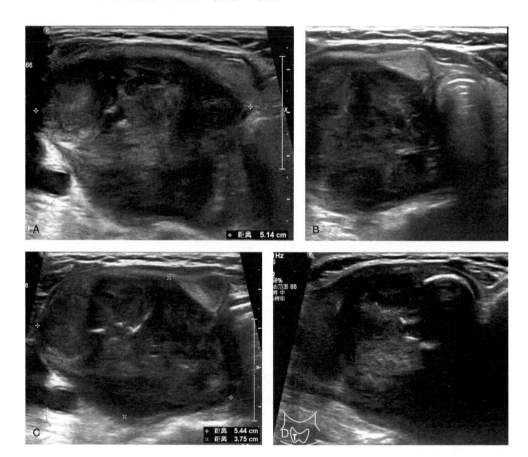

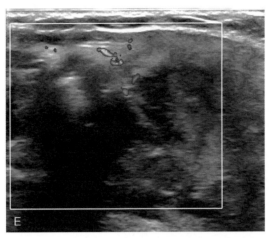

图 75-1　甲状腺右叶囊实性结节超声声像图表现

横切面灰阶超声（A、B）示甲状腺右叶低回声结节，占据右叶大部，大小约 5.4cm×5.1cm×3.8cm，边缘不规则，边界尚清，压迫气管及食管；斜切及纵切面（C、D）示结节部分边界模糊，内回声不均，可见多处无回声及粗大强回声；纵切面 CDFI（E）示结节周边少许血流信号。

【推荐】建议 FNA 或 CNB。

【病理诊断】未行 FNA。石蜡标本提示：结合免疫组化结果，符合甲状腺未分化癌（最大径 5cm），肿瘤侵犯被膜外横纹肌组织，未见明确脉管瘤栓及神经侵犯。周围甲状腺局部呈结节性甲状腺肿改变，间质多灶淋巴细胞浸润。

【点评】甲状腺未分化癌（anaplastic thyroid carcinoma, ATC）是一种恶性程度极高的肿瘤，占全部甲状腺癌的 1%~2%。ATC 具有高度侵袭性，早期即可通过血液和淋巴道发生远处转移，确诊时有 20%~50% 的患者已发生远处转移，预后极差，中位生存期约为 5 个月，1 年总生存率为 20%。ATC 主要临床表现为颈前肿块迅速增大、质硬不易推动，常伴有疼痛、声音嘶哑、呼吸困难等症状。ATC 发病年龄较高，常为单发病灶，肿瘤体积较大，常累及整个或大部分腺叶，如本书病例 73、病例 74、病例 75 中 ATC 病灶直径均大于 5cm，累及整个腺叶或腺叶大部。 ATC 没有包膜，呈浸润性生长，因肿瘤在各个方向上生长速度不一，超声上多数表现为低回声、边缘不规则、边界不清，常侵及邻近组织结构，可见粗大钙化，CDFI 示血供丰富、杂乱。

病例 76

【病史】女,44 岁,甲状腺超声发现结节 1 年余。

【实验室检查】无

【其他影像学检查】无。

【超声表现】甲状腺右叶结节见图 76-1,左叶结节见图 76-2。

【超声诊断】甲状腺右叶实性结节,高风险 /TR 5/C-TI-RADS 4C 类;甲状腺左叶实性结节,高风险 /TR 5/C-TI-RADS 4C 类。

【超声诊断依据】右叶结节特征:实性、低回声、边缘不规则、腺体外侵犯、点状强回声,超声造影呈不均匀低增强,弹性成像质地硬。

ATA 风险分层:高风险(实性、低回声、边缘不规则、腺体外侵犯、点状强回声)。

ACR TI-RADS:10 分(实性 2 分,低回声 2 分,边缘不规则及腺体外侵犯 3 分,点状强回声 3 分),TR 5。

C-TI-RADS:3 分(实性 1 分,边缘不规则或腺体外侵犯 1 分,点状强回声 1 分),4C 类。

左叶结节特征:实性、低回声、边缘不规则、点状强回声、纵横比>1,超声造影呈不均匀低增强,弹性成像质地硬。

ATA 风险分层:高风险(实性、低回声、边缘不规则、纵横比>1、点状强回声)。

ACR TI-RADS:12 分(实性 2 分,低回声 2 分,边缘不规则 2 分,纵横比>1 为 3 分,点状强回声 3 分),TR 5。

C-TI-RADS:4 分(实性 1 分,边缘不规则 1 分,点状强回声 1 分,垂直位 1 分)4C 类。

【推荐】建议 FNA。

【病理诊断】患者未行 FNA,直接行甲状腺全切除术,术后组织病理提示:甲状腺右叶结节甲状腺乳头状癌(滤泡亚性),侵及甲状腺被膜,术中未见气管侵犯。甲状腺左叶结节甲状腺乳头状癌(经典型),未侵及甲状腺被膜。

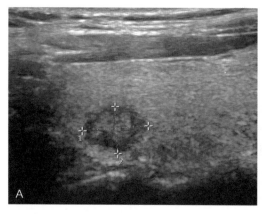
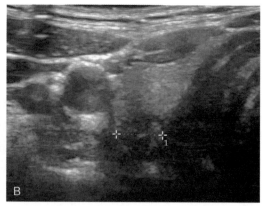

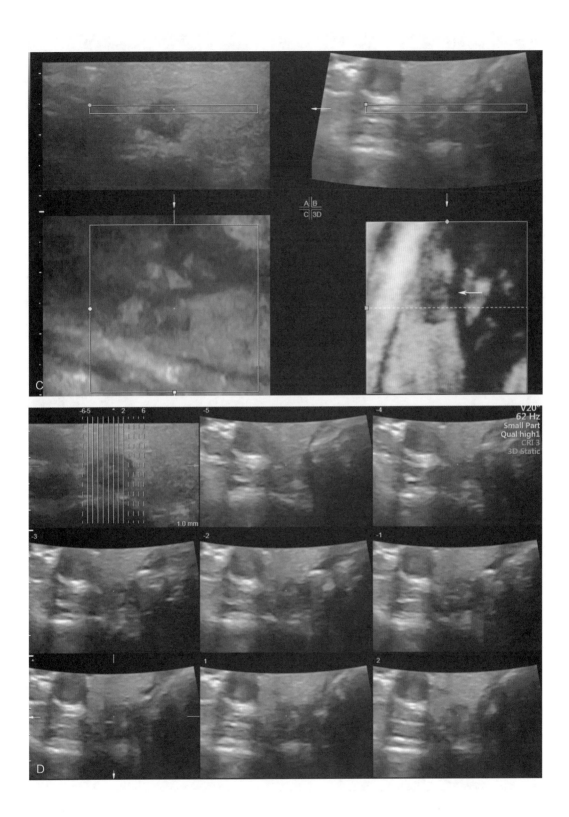

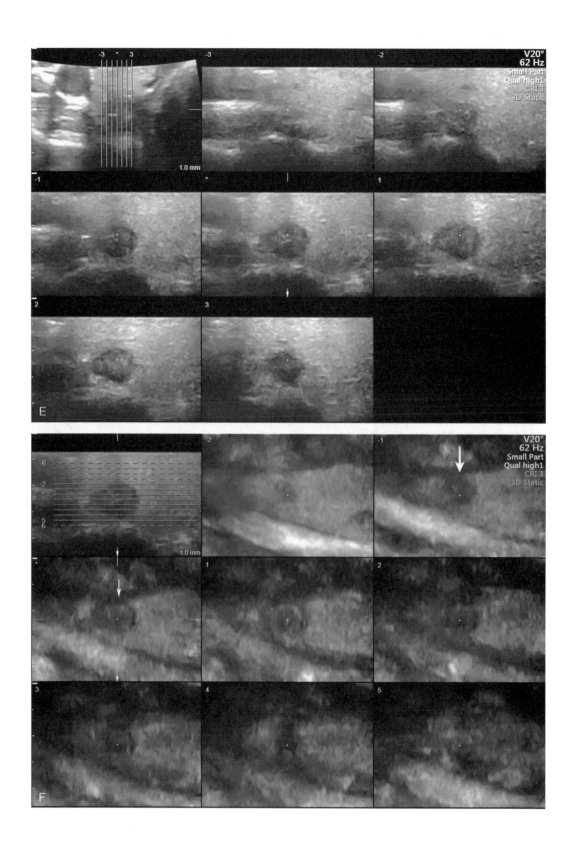

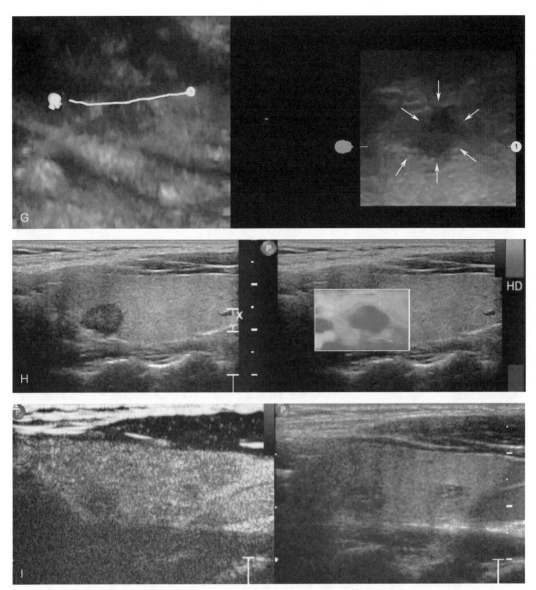

图 76-1　甲状腺右叶结节超声声像图表现

纵切面及横切面(A、B)示右叶上极低回声结节,大小约 1.0cm×0.7cm×0.7cm,边界清,内回声不均,可见多个点状强回声,紧邻气管软骨;三维超声 Render 表面模式(C)示结节纵切面(图 C 中 A)、横切面(图 C 中 B)、冠状面(图 C 中 C)及冠状面的三维重建图像(图 C 中 3D),横切面上结节与气管分界不清,冠状面及冠状面的三维重建图像上显示结节气管侧甲状腺被膜连续性中断(白色箭头);三维断层超声结节纵切面(D)示结节内点状强回声,边缘毛刺;三维断层超声结节横切面(E)示结节与气管分界不清,边缘成角;三维断层超声结节冠状面(F)示结节气管侧甲状腺被膜连续性中断(白色箭头),未见气管侵犯;三维超声 Omniview 模式在结节冠状面上沿甲状腺后方被膜划取样线获得甲状腺后方被膜面(G),显示被膜面结节突破被膜面(白色箭头)。纵切面弹性成像(H)呈蓝色,质地硬;纵切面超声造影(I)示微泡进入晚于周边实质,内部分布不均,增强程度低于周边实质,退出同周围实质。

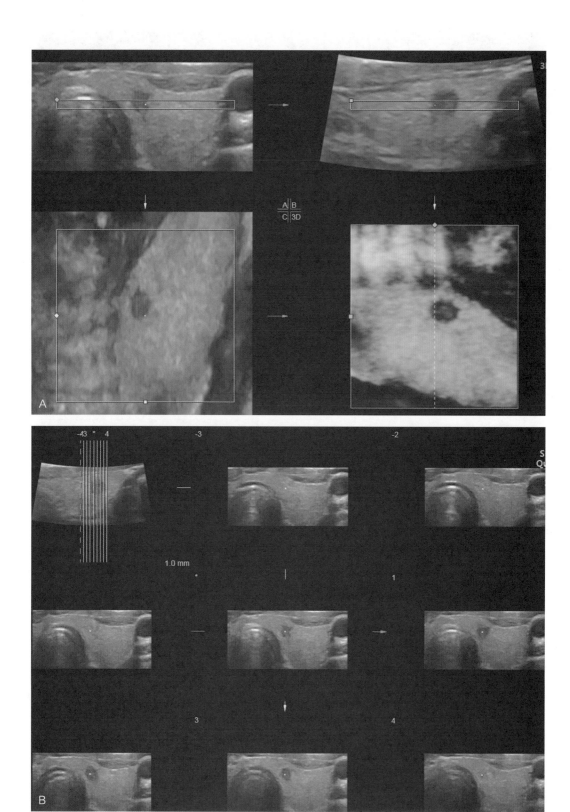

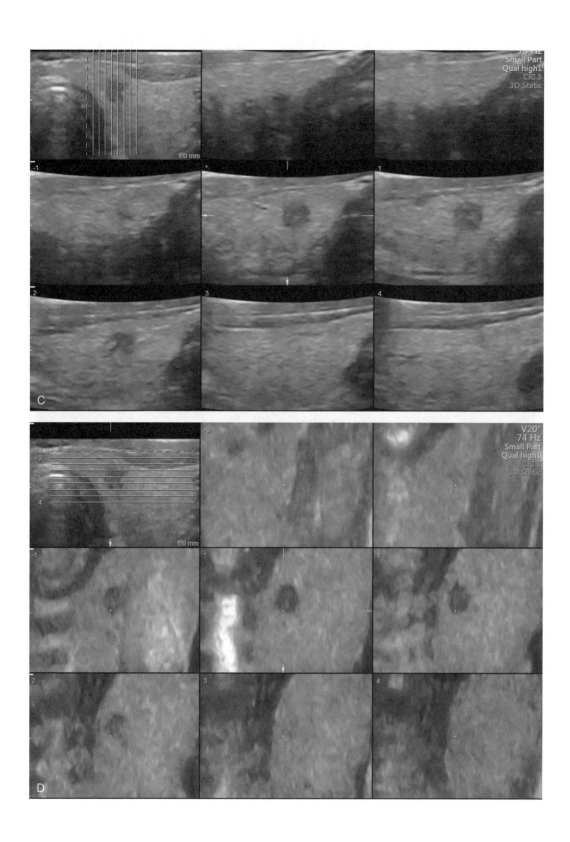

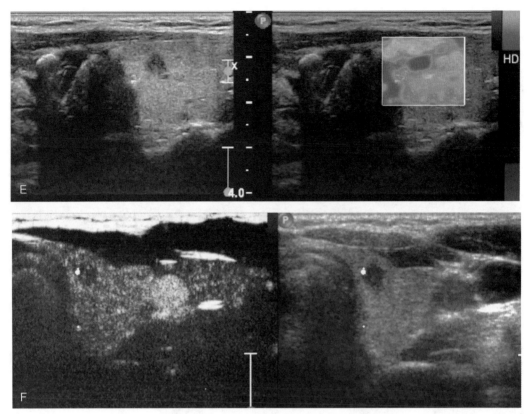

图 76-2　甲状腺左叶结节声像图表现

三维超声 Render 表面模式（A）示结节纵切面（图 A 中 A）、横切面（图 A 中 B）、冠状面（图 A 中 C）及冠状面的三维重建图像（图 A 中 3D），横切面、冠状面及冠状面的三维重建图像上示左叶中下部低回声结节，大小约 0.6cm×0.6cm，形态不规则，可见成角及毛刺，纵横比>1；三维断层超声结节横切面（B）示结节形态不规则，可见成角及毛刺，纵横比>1；三维断层超声结节纵切面（C）示结节内点状强回声；三维断层超声结节冠状面（D）示结节形态不规则，可见成角及毛刺，纵横比>1 及点状强回声；纵切面弹性成像（E）呈蓝色，质地硬；横切面超声造影（F）示微泡进入晚于周边实质，内部分布不均，增强程度低于周边实质，退出早于周围实质。

【点评】该患者二维超声横切面显示右叶结节与气管分界不清，三维超声冠状面清楚显示气管侧被膜连续性中断，但无气管侵犯，符合手术及病理所见。此外，三维断层超声上依次显示结节的横、纵及冠状面的各断层，更加清晰地显示结节内部及其与周围组织关系。因此，三维超声新技术在甲状腺的应用也具有较大的价值，可结合结节实际情况同时进行三维超声评估。

病例 77

【病史】女,86 岁,发现颈部肿物 1 个月。

【实验室检查】甲状腺功能七项检查正常。

【其他影像学检查】颈部增强 CT:甲状腺右叶巨大团块影,大小约 7.1cm×5.2cm,不均匀强化,气管受压左移,所示颈部未见异常肿大淋巴结影。

【超声表现】见图 77-1。

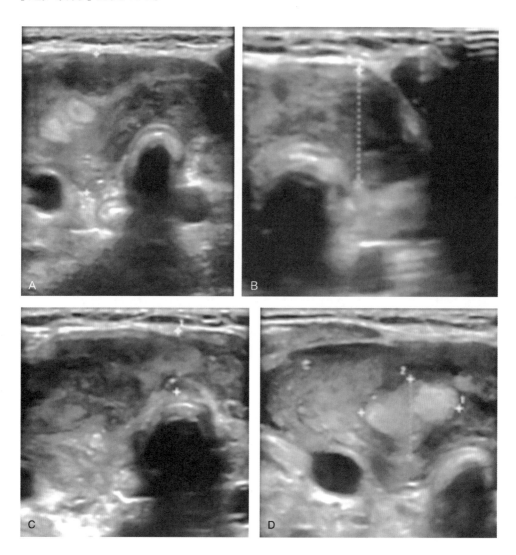

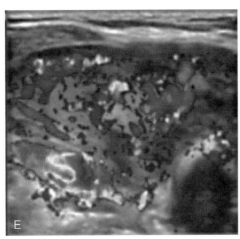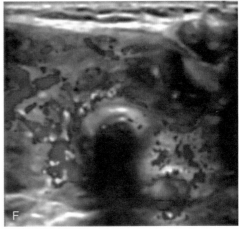

图 77-1　甲状腺声像图表现

横切面(A、B、C)示右叶腺体厚约 3.2cm,左叶腺体厚约 1.8cm,峡部厚约 1.2cm,甲状腺右叶及峡部体积增大,气管受压左移,回声减低、不均,内散在片状低回声区;横切面(A、B、D)示右叶内中高回声结节,大小约 2.1cm×1.5cm,边界尚清;横切面 CDFI(E、F)示甲状腺右叶及下部腺体内血流信号丰富、杂乱。

【超声诊断】甲状腺右叶及峡部体积增大伴弥漫性病变,建议 CNB;甲状腺右叶内实性结节,低风险 /TR3/C-TI-RADS 4A 类。

【超声诊断依据】病变特征:甲状腺右叶及峡部体积增大、腺体弥漫回声减低、内探及较丰富血流信号;右叶结节特征:实性、中高回声。

ATA 风险分层:低风险(实性、中高回声)。

ACR TI-RADS:3 分(实性 2 分,中高回声 1 分),TR 3。

C-TI-RADS:1 分(实性 1 分),4A 类。

【推荐】建议 CNB。

【病理诊断】CNB 结果和免疫组化结果提示:高级别 B 细胞淋巴瘤。

病例 78

【病史】男,47岁,发现甲状腺肿物1个月。

【实验室检查】TSH 6.59μU/ml,抗胸腺细胞球蛋白(ATG)156.20U/ml。

【其他影像学检查】颈部增强 CT:甲状腺正常形态消失,局部可见边界不清肿物影,最大截面约 9.0cm×5.4cm,病变强化不均匀,包绕气管,局部气管管腔狭窄,向上侵及甲状软骨及喉部。

【超声表现】见图 78-1。

【超声诊断】甲状腺体积增大伴弥漫性回声减低、不均,不除外恶性病变;双侧颈部多发淋巴结结构异常,不除外转移性。

【超声诊断依据】病变特征:甲状腺体积增大、腺体弥漫回声减低、内探及较丰富血流信号、颈部多发肿大淋巴结。

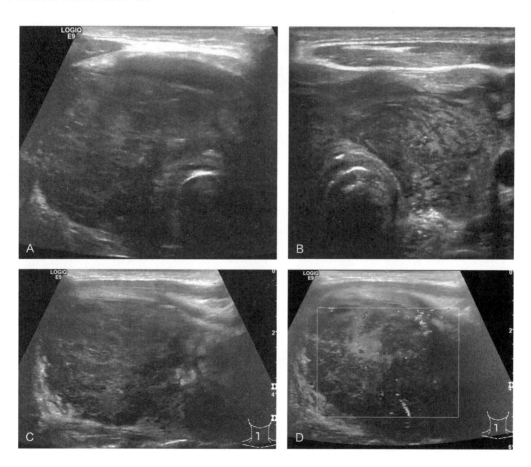

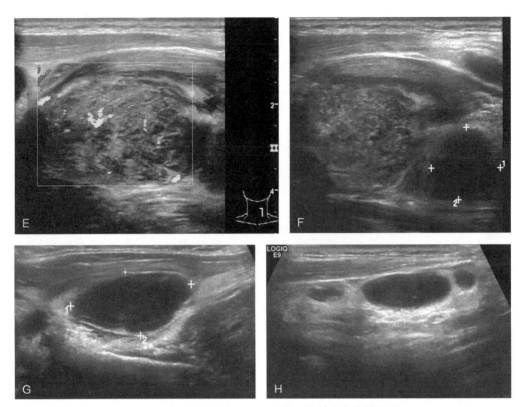

图 78-1　甲状腺病变及双颈部淋巴结超声声像图表现

横纵切面（A、B、C）示甲状腺体积明显增大，腺体回声弥漫性不均、减低，呈网格样改变，部分腺体与周围组织分界不清；纵切面 CDFI（D、E）示腺体内较丰富血流信号。横切面（E、F）示甲状腺右叶及下部腺体内血流信号丰富、杂乱。灰阶超声（F、G、H）示双侧颈部多个低回声淋巴结，左颈部Ⅳ区见低回声淋巴结（F）大小约 1.6cm×1.7cm，左颈部Ⅱ区（G）大小约 2.7cm×1.4cm，右侧颈部Ⅲ区见多个低回声淋巴结（H），较大者大小约 1.1cm×0.6cm，均皮髓质分界消失。

【推荐】建议 CNB，不建议 FNA。

【病理诊断】石蜡标本提示：非霍奇金淋巴瘤，B 细胞来源，弥漫大 B 细胞淋巴瘤，非生发中心 B 细胞样型。

病例 79

【病史】女,52 岁,颈部肿物 6 个月余。

【实验室检查】甲状腺功能七项检查正常。

【其他影像学检查】无。

【超声表现】见图 79-1。

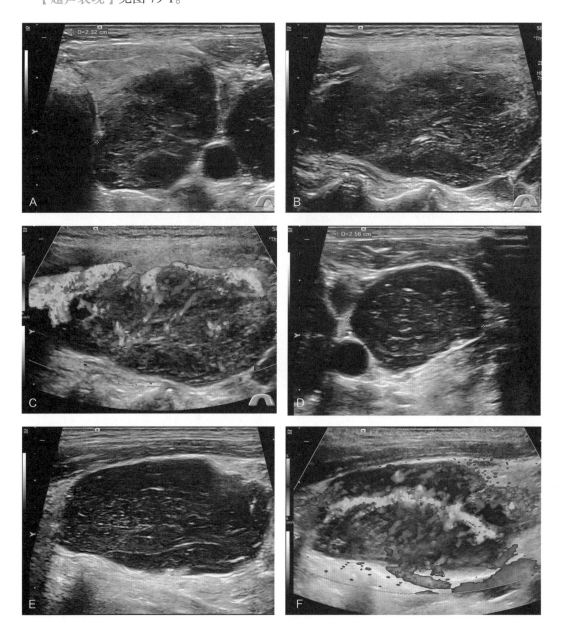

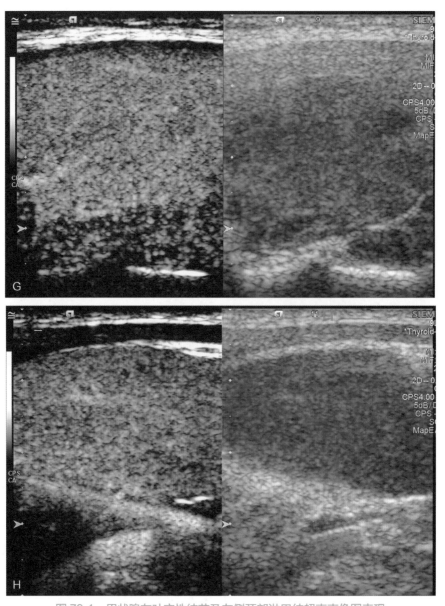

图 79-1　甲状腺左叶实性结节及左侧颈部淋巴结超声声像图表现

横纵切面(A、B)示甲状腺左叶内低回声实性结节,大小约 4.2cm×2.3cm×2.4cm,边缘不规则,边界不清,纵横比>1;纵切面 CDFI(C)示结节周边及内部较丰富条状血流信号。横纵切面(D、E)示左侧颈部多个低回声淋巴结,较大者位于Ⅳ区,大小约 4.2cm×2.2cm×2.1cm,皮髓质分界不清;纵切面 CDFI(F)示淋巴结周边及内部较丰富条状血流信号。纵切面超声造影(G、H)示左叶结节呈均匀高增强,增强晚期消退缓慢(G);左侧颈部Ⅳ区淋巴结动脉期微泡从中心向外周灌注,呈高增强,分布尚均,增强晚期消退缓慢。

【超声诊断】甲状腺左叶实性结节,高风险/TR5/C-TI-RADS 4C 类。

【超声诊断依据】甲状腺左叶结节特征:实性、低回声、边缘不规则、纵横比>1、超声造影提示呈均匀高增强。

ATA 风险分层：高风险（实性、低回声、边缘不规则、纵横比>1）。

ACR TI-RADS：9 分（实性 2 分，低回声 2 分，边缘不规则 2 分，纵横比>1 为 3 分），TR 5。

C-TI-RADS：3 分（实性 1 分，边缘不规则 1 分，纵横比>1 为 1 分），4C 类。

【推荐】建议 CNB，不建议 FNA。

【病理诊断】CNB 提示：淋巴组织增生较显著，考虑甲状腺淋巴瘤。

病例 80

【病史】女,52 岁,颈部进行性肿大 1 年。

【实验室检查】甲状腺功能七项检查正常。

【其他影像学检查】无。

【超声表现】见图 80-1,双侧颈部淋巴结(-)。

【超声诊断】甲状腺体积增大伴弥漫性病变,不除外恶性病变。

【超声诊断依据】病变特征:甲状腺体积增大、回声减低、腺体内血供丰富。

【推荐】建议 CNB。

【病理诊断】CNB 提示:淋巴组织增生性病变,可见中等大小的淋巴细胞弥漫浸润,其间散在小淋巴细胞,并见淋巴上皮病变,考虑为结外黏膜相关淋巴组织边缘区 B 细胞淋巴瘤。

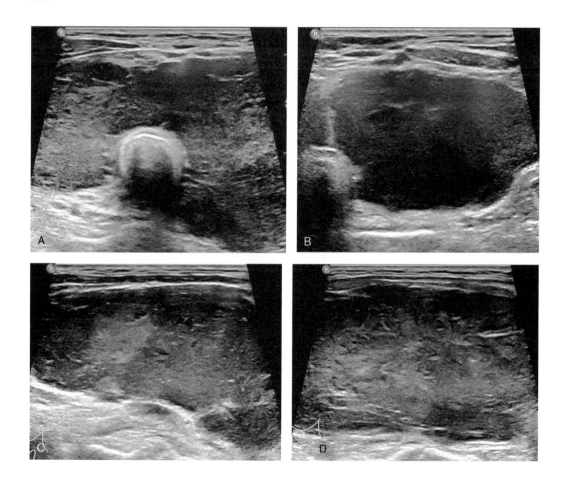

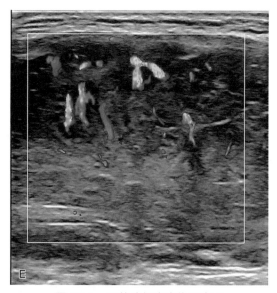

图 80-1　甲状腺超声声像图表现

横纵切面(A、B、C、D)示甲状腺体积明显增大,形态失常,左叶为著,右叶前后径约 2.8cm,左叶前后径约 4.8cm,峡部厚约 1.6cm,腺体回声明显减低,其内可见条状高回声;纵切面 CDFI(E)示腺体内血流信号较丰富。

【点评】原发性甲状腺淋巴瘤(primary thyroid lymphoma,PTL)是指原发于甲状腺的淋巴瘤,约占甲状腺恶性肿瘤的 1%~5%,占结外淋巴瘤的 3%,好发于老年女性,男性发病率低,但是发病年龄往往较女性低。其临床表现缺乏特异性,常被误诊为甲状腺癌或桥本甲状腺炎,临床表现多为快速增大的颈部包块,部分患者可有压迫症状,如呼吸困难、吞咽困难等;实验室检查多无特异性,少部分患者可有甲状腺功能减退。根据超声表现多分为 3 种类型:①结节型(如本书病例 79),多为实性、低或极低回声,内部分布不均匀,多与周边实质分界不清,钙化不常见,CDFI 示血供较丰富,本例病例属于结节型;②弥漫型(如本病例及本书病例 78),病变累及整个腺体,表现为甲状腺体积对称性增大,腺体回声不均、减低,呈网格样改变,部分腺体与周围组织分界不清,CDFI 示血供较丰富;③混合型(如本书病例 77):介于两者之间,甲状腺体积增大,腺体回声不均,可呈结节样或片状减低,CDFI 示局部血供较丰富。

病例 81

【病史】女，53岁，糖尿病肾病7年，透析4年，甲状旁腺激素升高2年。

【实验室检查】血钙2.48mmol/L，血磷1.88mmol/L↑，碱性磷酸酶（ALP）493U/L↑，全片段甲状旁腺激素（iPTH）1 620pg/ml↑。

【其他影像学检查】99mTc-甲氧基异丁基异腈单光子发射计算机断层扫描/计算机断层扫描提示甲状腺右叶中部后方、左叶中部外侧及左叶上极上方的甲状旁腺功能增强。

【超声表现】见图81-1。

【超声诊断】甲状旁腺多发实性结节，考虑增生。

【超声诊断依据】患者甲状旁腺激素升高；左侧甲状旁腺区未见甲状旁腺，甲状腺腺体内2枚可疑低回声结节；右侧甲状腺下极背侧甲状旁腺区低回声结节；3枚结节均呈低回声，边界清晰，血流信号丰富。

【术中所见】于左侧甲状腺上极、下极的甲状腺组织内各探及1枚甲状旁腺；右侧甲状腺上极喉返神经入喉处未探及明确甲状旁腺，于下动脉处探及1枚甲状旁腺。

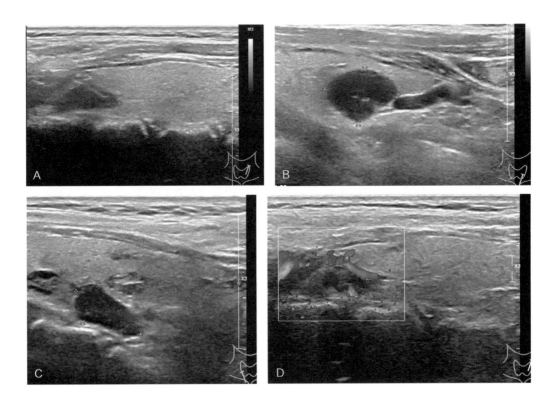

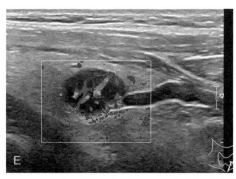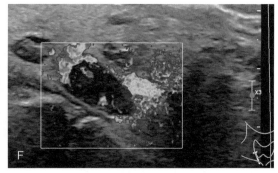

图 81-1　甲状腺左叶结节及右下甲状旁腺区结节超声声像图

纵切面（A）示甲状腺左叶上极凸入腺体内低回声结节，大小约 1.4cm×0.7cm，形态尚规则，边界尚清；纵切面（B）示甲状腺左叶中下部凸入腺体内低回声，大小约 1.5cm×1.1cm，形态尚规则，边界尚清；右上甲状旁腺区未见甲状旁腺；纵切面（C）示甲状腺右叶中下部背侧被膜后方可见低回声，大小约 1.6cm×0.8cm，形态尚规则，边界尚清；纵切面甲状腺左叶上极结节 CDFI（D）示结节周边条状血流信号；纵切面甲状腺左叶中下部、右叶中下部背侧被膜后方结节 CDFI（E、F）示血流信号丰富。

【病理诊断】石蜡病理：左上甲状旁腺（结节 1 枚，灰粉，大小 1.5cm×1.0cm×0.5cm，全）、左下甲状旁腺（灰粉不整形组织一块，大小 2.0cm×1.5cm×0.5cm，切面灰粉，实性，质中，全）、右下甲状旁腺（灰粉不整形组织一块，大小 1.7cm×1.5cm×0.5cm，切面灰粉，实性，质中，全）均为甲状旁腺结节状增生。

【点评】该患者女性，根据患者病史，临床初步诊断为继发性甲状旁腺功能亢进。进行超声检查时于左叶背侧、右叶上极背侧甲状旁腺区均未见增生甲状旁腺，考虑为异位甲状旁腺可能。扩大扫查范围后，怀疑甲状腺左叶内两枚低回声结节为异位甲状旁腺。经术后病理证实，甲状腺左叶内两枚结节均为结节状增生的甲状旁腺。因此，在对继发性甲状旁腺患者扫查时，如未探及 4 枚甲状旁腺则应考虑到异位甲状旁腺可能，若甲状腺内存在可疑低回声结节应进行鉴别，避免病灶的漏诊，造成患者的二次手术。

病例 82

【病史】男，72岁，发现甲状腺肿物1年余，未予以重视，近期出现吞咽困难。

【实验室检查】TSH 10.92μU/ml↑，余甲状腺功能、甲状旁腺激素、癌胚抗原及血清降钙素水平正常。

【其他影像学检查】甲状腺双叶肿大及低密度灶，请结合超声检查。

【超声表现】见图82-1，双侧颈部淋巴结（−）。

【超声诊断】甲状腺右叶及峡部实性结节，高风险/TR4/C-TI-RADS 4B类；甲状腺左叶多发实性结节，中风险/TR4/C-TI-RADS 4A类。

【超声诊断依据】右叶及峡部结节特征：实性、低回声、边缘不规则。

ATA风险分层：高风险（实性、低回声、边缘不规则）。

ACR TI-RADS：6分（实性2分，低回声2分，边缘不规则2分），TR 4。

C-TI-RADS：2分（实性1分，边缘不规则1分），4B类。

左叶多发结节特征：实性、低回声。

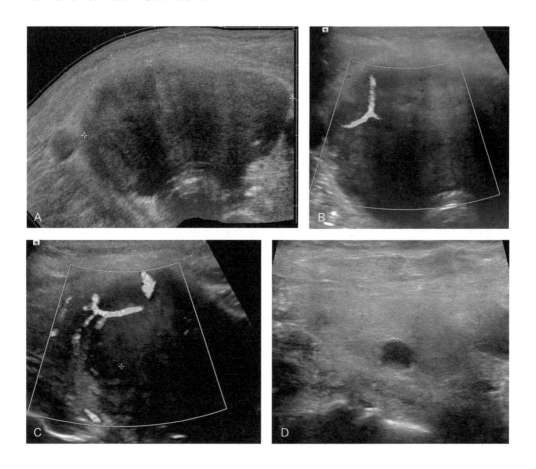

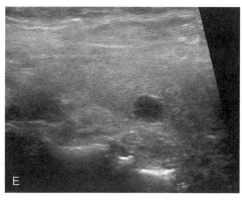
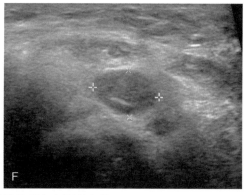

图 82-1　甲状腺双叶结节超声声像图表现

宽景成像（A）示右叶下极及峡部低回声实性结节,大小约 6.2cm×3.9cm,边缘不规则,边界尚清晰,突入胸骨后方;纵切面 CDFI（B、C）示结节周边及内部条状血流信号;纵切面（D、E、F）示左叶内数个低回声实性结节,均边界清,较大者大小约 1.0cm×0.7cm（F）。

ATA 风险分层:中等风险(实性、低回声)。

ACR TI-RADS:4 分(实性 2 分,低回声 2 分),TR 4。

C-TI-RADS:1 分(实性 1 分),4A 类。

【推荐】右叶及峡部实性结节、左叶较大者实性结节建议 FNA。

【病理诊断】FNA 结果提示:意义不明确的滤泡上皮病变,BRAF V600E 突变（−）。石蜡病理结果:甲状腺右叶甲状腺内胸腺癌(组织学亚型:鳞状细胞癌亚型,最大径 5.5cm),侵及周围横纹肌组织;局灶紧邻切缘;甲状腺左叶恶性肿瘤,形态学与甲状腺右叶肿瘤类似,倾向甲状腺内胸腺瘤。

病例 83

【病史】男,56岁,患者自述颈部肿大半月余,咽炎多年,未发热。

【实验室检查】无。

【其他影像学检查】无。

【超声表现】甲状腺图像见图 83-1,双侧颈部淋巴结图像见图 83-2。

【超声诊断】甲状腺增大伴弥漫性病变,需除外淋巴瘤;双侧颈部多发淋巴结肿大(双侧 Ⅱ、Ⅲ、Ⅳ、Ⅴ、Ⅵ、Ⅶ Ⅴ区),考虑转移性。

【超声诊断依据】病变特征:腺体增大、回声不均、血供丰富。

【推荐】建议 CNB。

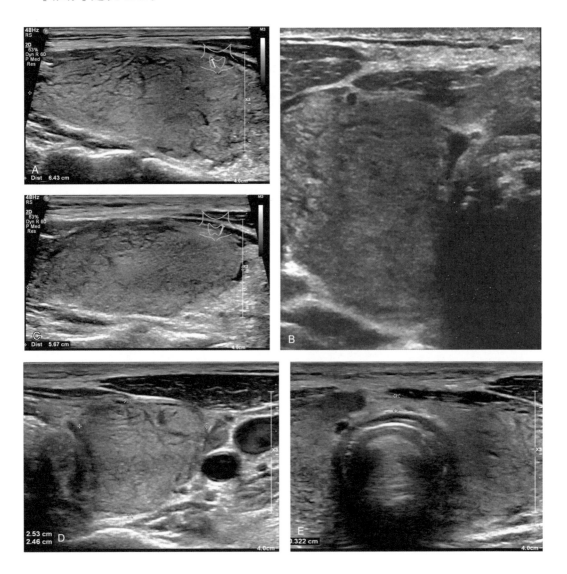

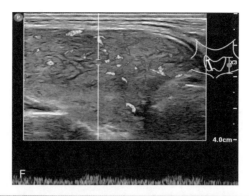

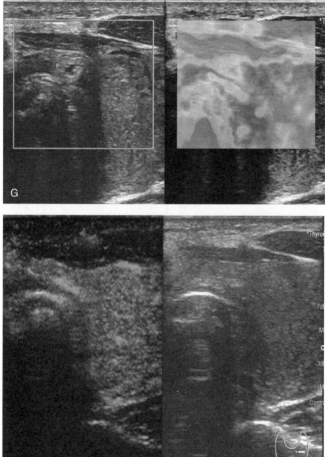

图 83-1 甲状腺超声声像图表现

纵切面及横切面(A、B、C、D、E)示甲状腺右叶大小约 6.4cm×3.2cm×2.8cm,左叶大小约
5.7cm× 2.5cm×2.5cm,峡部厚约 0.3cm,腺体回声不均,可见弥漫分布条索状纤维低回声,
仅峡部可见少许正常腺体;纵切面 CDFI(F)示结节内血供较丰富;横切面弹性成像(G)示左
叶腺体质地较硬;横切面超声造影(H)示腺体与峡部正常腺体呈均匀等增强。

【病理诊断】CNB 结果提示:恶性肿瘤,结合免疫组化符合鳞状细胞癌;颈部淋巴结Ⅴ
区恶性肿瘤,考虑转移性。患者未行手术。

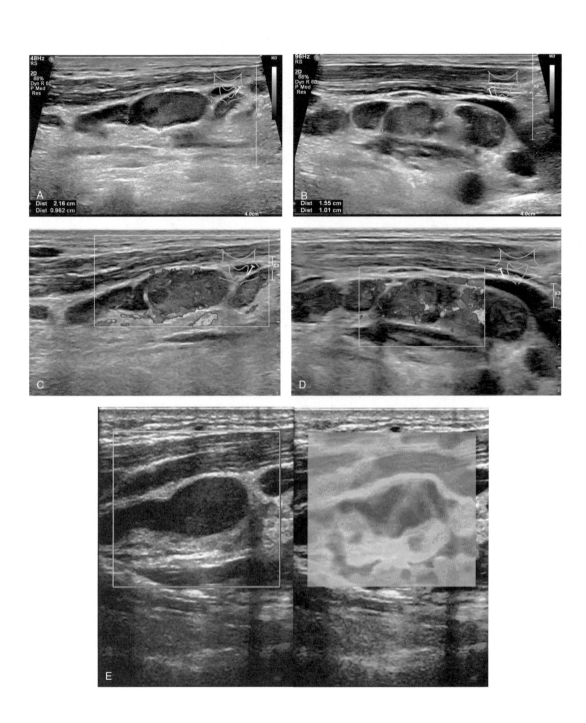

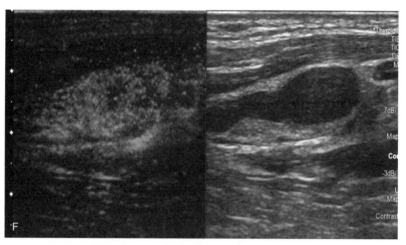

图 83-2　双侧颈部淋巴结超声声像图表现

纵切面（A、B）示双侧颈部多个大小不等的淋巴结，部分相互融合，左侧较大者 2.2cm × 1.0cm，右侧较大者 1.6cm × 1.0cm，皮髓质分界消失；纵切面 CDFI（C、D）示结节血流信号丰富、杂乱，多位于周边；纵切面弹性成像（E）示左侧颈部淋巴结质地较硬；纵切面超声造影（F）示左侧颈部淋巴结动脉期呈不均匀强化。

病例 84

【病史】女,34 岁,2017 年 9 月行降结肠癌根治术,体检发现甲状腺结节 1 年余。

【实验室检查】TSH 20.56μU/ml↑,anti-TGAb>500U/ml↑,anti-TPOAb>1 300U/ml↑,癌胚抗原 13.97ng/ml,CA19-9 43.69kU/L↑,CA724 11.03U/ml。

【其他影像学检查】PET 显像:降结肠癌术后,甲状腺右叶及峡部低密度影,代谢异常增高,结合病理符合转移征象。

【超声表现】甲状腺右叶及峡部结节图像见图 84-1,双侧颈部淋巴结(−)。

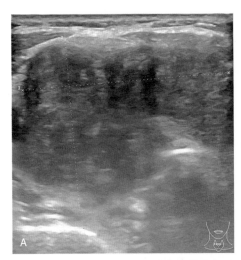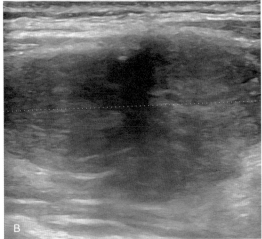

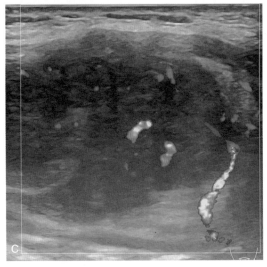

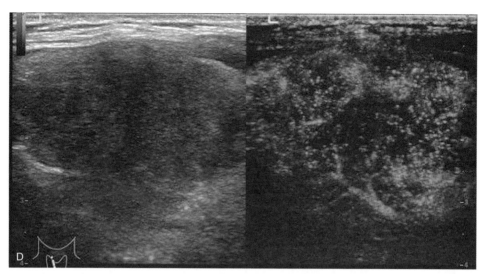

图 84-1　甲状腺右叶及峡部超声声像图表现

横纵切面（A、B）示甲状腺右叶及峡部低回声实性结节,大小约 4.2cm×3.6cm×2.8cm,边缘欠规则,部分边界不清,内见点状强回声;横切面 CDFI（C）示结节内短条状血流信号;纵切面超声造影（D）示结节呈不均匀增强,提示乏血供病变。

【超声诊断】甲状腺右叶及峡部实性结节,癌待除外,高风险 /TR 5/C-TI-RADS 4B 类。

【超声诊断依据】右叶及峡部结节特征:实性、低回声、点状强回声。

ATA 风险分层:高风险（实性、低回声、点状强回声）。

ACR TI-RADS:7 分（实性 2 分,低回声 2 分,点状强回声 3 分）,TR 5。

C-TI-RADS:2 分（实性 1 分,点状强回声 1 分）,4B 类。

【推荐】建议 FNA 或 CNB。

【病理诊断】石蜡标本提示:甲状腺结肠癌转移。

病例 85

【病史】72岁，男性，30个月前因右肾透明细胞癌行右肾切除术，查体发现甲状腺肿物半年，伴体重减轻。

【体格检查】颈部隆起，右侧甲状腺Ⅲ度肿大，右上叶可及一直径约5cm的结节，质韧，左侧甲状腺Ⅱ度肿大，未及结节。颈淋巴结未及肿大。

【实验室检查】无。

【其他影像学检查】无。

【超声表现】甲状腺见多个低回声结节，较大者位于左叶，见图85-1，双侧颈部淋巴结(–)。

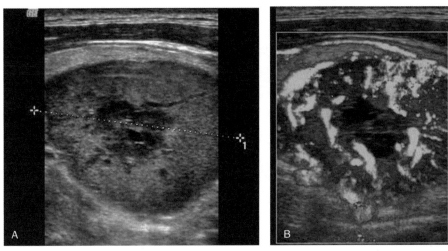

图 85-1 甲状腺左叶超声声像图表现

纵切面(A)示左叶见低回声结节，4.5cm×3.3cm×3.4cm，边界尚清，内可见数个无回声区；能量多普勒显像(B)示周边及内部丰富血流信号。

【超声诊断】甲状腺多发囊实性结节，血供丰富。

【超声诊断依据】结节特征：多发、体积较大、低回声、边界清、囊实性、结节内血流丰富。

【推荐】建议 FNA 或 CNB。

【病理诊断】双侧甲状腺大部分切除术，淋巴结未清扫，病理结果为甲状腺左、右叶符合转移性肾透明细胞癌。6个月后发现肱骨中上段肿物，手术病理为转移性透明细胞癌，后发现胰腺、门静脉、肠系膜静脉、脾静脉、左肾等腹腔内多发转移，24个月后因消化道出血、循环衰竭临床死亡。

【点评】该患者为老年男性，超声表现为多发，体积较大，囊实性低回声结节，且结节的血流信号丰富，虽然结节边界清晰，结合患者有肾癌手术史，近期发现的甲状腺肿物伴体重减轻,因此要考虑到转移性甲状腺癌的可能性,应该建议患者进行穿刺明确肿物性质。患有恶性肿瘤病史的患者发现甲状腺癌,甲状腺转移癌的概率高于原发性甲状腺癌,因此有恶性肿瘤病史的患者新发现或迅速增大的甲状腺结节,应该积极诊治。

病例 86

【病史】51 岁,女性,16 年前诊断为左侧乳腺癌,行改良根治术并进行规律放疗,未行内分泌治疗及化疗,6 年前诊断为右侧乳腺浸润性导管癌(低分化),行改良根治术,发现甲状腺肿物 5 个月就诊,伴心慌、声音嘶哑,自述怕热,脾气暴躁,易怒。

【体格检查】甲状腺 II 度肿大,质硬,无压痛,与气管关系密切;右侧颈后区可触及淋巴结,活动度可,无压痛。

【实验室检查】FT$_3$ 3.42pg/ml,anti-TPOAb 7.42U/ml,anti-TGAb 69.47U/ml,TSH 及 FT$_4$ 正常。

【其他影像学检查】无。

【超声表现】见图 86-1。

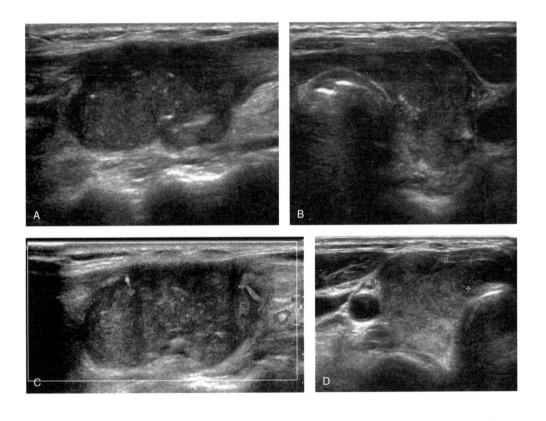

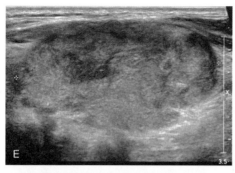
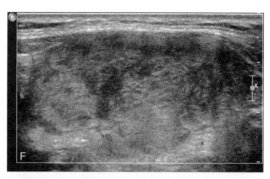
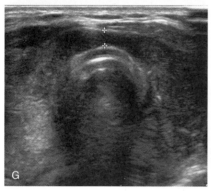
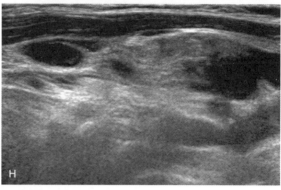

图 86-1　甲状腺超声声像图表现

纵切面及横切面(A、B)示甲状腺左叶未见正常腺体,呈极低回声实性结节,4.6cm×3.4cm×1.6cm,局部轮廓饱满,僵硬,边缘欠规则,边界欠清,内散在多个点状、条状强回声;纵切面CDFI(C)示血流信号较稀疏,多位于周边。纵切面及横切面(D、E)示右叶回声不均,局部可见极低回声;纵切面CDFI(F)示血流信号稀疏。横切面(G)示峡部呈极低回声。纵切面(H)示右侧颈部多个低回声淋巴结,形态不规则,结构不清。

【超声诊断】甲状腺多发极低回声,左叶者合并多发钙化,考虑恶性病变;双侧颈部多发淋巴结肿大,考虑转移性。

【超声诊断依据】结节特征:多发、形态不规则、边界不清,呈极低回声实性结节,伴钙化。

【推荐】建议FNA或CNB。

【病理诊断】双侧甲状腺部分及峡部切除、气管前淋巴结活检术,病理结果为甲状腺左、右侧腺体及气管前淋巴结转移性乳腺癌。

【点评】该患者为中老年女性,有双侧乳腺癌及治疗病史,有声音嘶哑伴甲状腺功能亢进的症状,近期甲状腺新发结节,多发,体积较大,形态不规则,边界不清,呈极低回声实性结节,伴钙化,具有一定的恶性特征,结合患者有多次乳腺癌的病史,应考虑甲状腺转移癌的诊断。

甲状腺转移癌的超声表现多样,多表现为多发、体积较大、边界不清、形态不规则的低回声实性结节,部分伴钙化。超声判断来源困难,可筛查疑似转移病灶,进一步进行活检或手术切除。对于有恶性肿瘤病史的患者,即使原发肿瘤已治愈或控制多年,当近期出现颈部受压症状,甲状腺迅速增大或新出现的甲状腺结节,也应警惕甲状腺转移癌的可能。

病例 87

【病史】女,16 岁,发现颈部肿物半年。

【实验室检查】TSH 2.38μU/ml,FT$_4$ 1.33ng/dl,FT$_3$ 3.21pg/ml,anti-TPOAb 7.29U/ml,Tg-Ab 16.84U/ml,Tg 108.40ng/ml↑,CA72-4 11.90U/ml↑。

【其他影像学检查】无。

【超声表现】见图 87-1,双侧颈部淋巴结(-)。

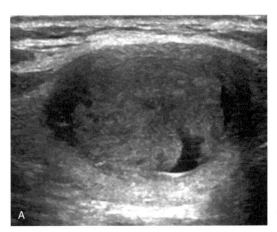

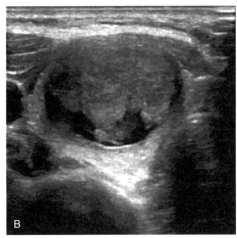
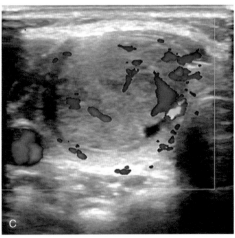

图 87-1　甲状腺右叶实性结节超声声像图表现

纵切面及横切面(A、B)示右叶中部可见几乎完全实性稍低回声结节,大小约 3.6cm×2.7cm,边缘尚规则,边界尚清晰,略向外突出,与周边包膜分界不清,内部见少许囊性变;CDFI(C)示结节周边血流部分环绕,内部穿入较丰富血流。

【超声诊断】甲状腺右叶中部实性结节,高风险 /TR 4/C-TI-RADS 4A 类。

【超声诊断依据】结节特征：实性且内部见少许囊性变、低回声、结节内血流丰富杂乱。

ATA 风险分层：中等风险（几乎完全实性、低回声）。

ACR TI-RADS：4 分（几乎完全实性 2 分，低回声 2 分），TR 4。

C-TI-RADS：1 分（边缘模糊 1 分），4A 类。

【推荐】建议 FNA。

【病理诊断】FNA 结果：可疑滤泡性肿瘤（hurthle 细胞型）伴囊性变，直接行右侧叶手术切除，术后组织病理提示：嗜酸性滤泡性肿瘤伴部分囊变，局灶性可疑包膜浸润，为可疑恶性的滤泡肿瘤。

【点评】该患者为未成年女性、单发实性结节，术前肿瘤标志物增高，最大直径>3cm，超声显示与周围被膜分界不清，具有穿刺指征，应首先进行 FNA，FNA 分级为 Bethesda Ⅳ，因此进行手术，术后结果为嗜酸性滤泡性肿瘤，局灶可疑包膜浸润。因此，遵守标准诊疗流程，结合常规超声及 FNA 结果，有利于临床医生做出正确的治疗决策。

病例 88

【病史】女,17岁,发现颈部肿物半年。

【实验室检查】无。

【其他影像学检查】无。

【超声表现】见图88-1,双侧颈部淋巴结(–)。

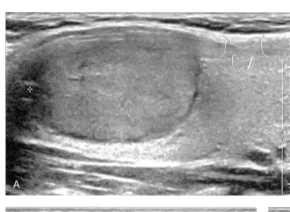
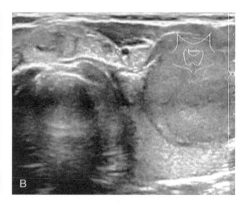
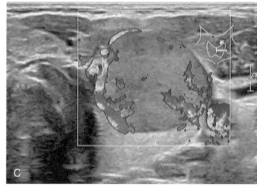
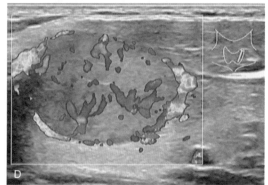

图 88-1　甲状腺左叶实性结节超声声像图表现

纵切面及横切面(A、B)示左叶上中部可见实性稍低回声结节,内部见少许囊性变,大小约3.2cm×
2.4cm×2.0cm,形态尚规则,边缘模糊,突出包膜外,周围见不均匀晕征;纵切面及横切面CDFI(C、D)示
结节周边血流部分环绕,内部穿入较丰富血流。

【超声诊断】甲状腺左叶中部几乎完全实性结节,高风险/TR 4/C-TI-RADS 4A类。

【超声诊断依据】结节特征:几乎完全实性、低回声、边缘模糊、结节内血流丰富杂乱。

ATA风险分层:高风险[几乎完全实性、低回声、边缘不规则(浸润性)]。

ACR TI-RADS:4分(几乎完全实性2分,低回声2分),TR 4。

C-TI-RADS:1分(边缘模糊1分),4A类。

【推荐】建议FNA。

【病理诊断】FNA结果:细胞丰富,可见大量滤泡上皮细胞排列为微滤泡结构,伴细胞核大、淡染,可见核沟及包涵体,考虑甲状腺乳头状癌。

【点评】该患者为未成年女性、单发实性结节,最大直径>3cm,可见不均匀晕征,向外突出,内部见紊乱血流信号,超声因考虑滤泡性肿瘤或滤泡性乳头状癌可能,因此具有FNA指征,FNA分级为Bethesda V。因此,遵守标准诊疗流程进行FNA,可以获得准确的术前病理结果。

病例 89

【病史】女,10岁,发现颈部肿物 7 日。

【实验室检查】甲状腺功能七项检查正常。

【其他影像学检查】无。

【超声表现】见图 89-1。

【超声诊断】甲状腺右叶及峡部实性结节,癌待除外,高风险 /TR 5/C-TI-RADS 4B 类;右侧颈部多发淋巴结结构异常,考虑转移性(右侧Ⅲ区、Ⅳ区)。

【超声诊断依据】右叶结节特征:实性、低回声、点状强回声。

ATA 风险分层:高风险(实性、低回声、点状强回声)。

ACR TI-RADS:7 分(实性 2 分,低回声 2 分,点状强回声 3 分),TR 5。

C-TI-RADS:2 分(实性 1 分,点状强回声 1 分),4B 类。

右侧颈部淋巴结特征:皮髓质分界消失、内见点状强回声。

【推荐】建议 FNA。

【病理诊断】FNA 提示:甲状腺结节高度可疑甲状腺乳头状癌,右颈部Ⅲ区低回声结节高度可疑甲状腺乳头状癌。

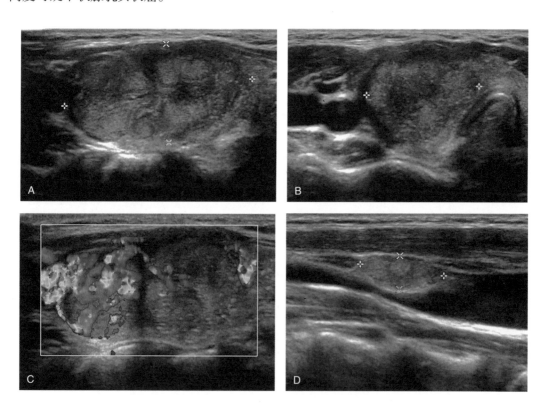

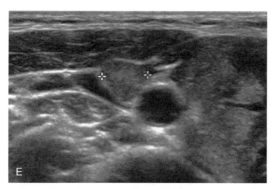

图 89-1　甲状腺右叶实性结节及右侧颈部淋巴结超声声像图表现

纵横切面灰阶超声（A、B）示甲状腺右叶低回声实性结节，大小约 3.4cm×1.7cm×1.9cm，边缘欠规则，边界欠清，内见多处点状强回声；纵切面 CDFI（C）示结节周边及内部较丰富条状血流信号，呈局限性丰富；纵横切面灰阶超声（D、E）示右侧颈部Ⅲ区、Ⅳ区多个低回声淋巴结，均皮髓质分界消失，部分内见多处点状强回声，较大者位于Ⅲ区，大小约 1.3cm×0.5cm×0.6cm。

病例 90

【病史】男,12 岁,颈部肿物 3 个月余。

【实验室检查】甲状腺功能七项检查正常。

【其他影像学检查】无。

【超声表现】见图 90-1,双侧颈部淋巴结(-)。

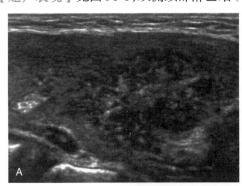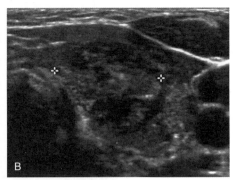

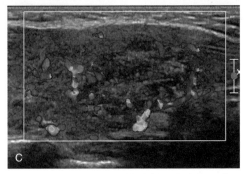

图 90-1 甲状腺左叶实性结节超声声像图表现

纵横切面灰阶超声(A、B)示甲状腺左叶低回声实性结节,大小约 2.1cm×1.4cm×1.5cm,边缘
不规则,局部边缘呈小分叶状,边界不清,内见多处点状强回声;纵切面 CDFI(C)示结节周边
及内部较丰富条状血流信号,呈局限性丰富。

【超声诊断】甲状腺左叶实性结节,高风险 /TR 5/C-TI-RADS 4C 类。

【超声诊断依据】右叶结节特征:实性、低回声、边缘不规则 / 小分叶状、点状强回声。

ATA 风险分层:高风险(实性、低回声、边缘不规则 / 小分叶状、点状强回声)。

ACR TI-RADS:9 分(实性 2 分,低回声 2 分,边缘不规则 / 小分叶状 2 分,点状强回声 3
分),TR 5。

C-TI-RADS:3 分(实性 1 分,边缘不规则 1 分,点状强回声 1 分),4C 类。

【推荐】建议 FNA。

【病理诊断】FNA 提示:甲状腺乳头状癌。

病例 91

【病史】女,39 岁,发现甲状腺结节 2 年余。

【病理诊断】FNA 提示:良性结节,Bethesda Ⅱ类。

【实验室检查】无。

【其他影像学检查】无。

【超声表现】见图 91-1。

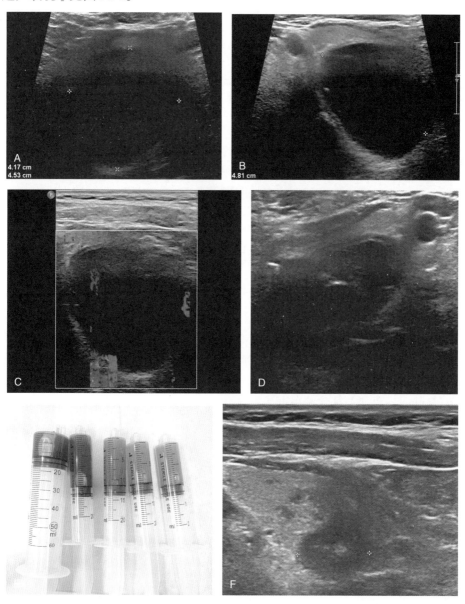

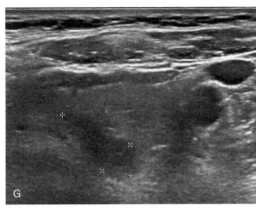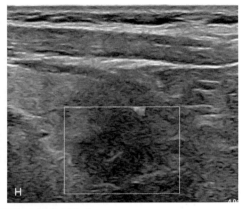

图 91-1　甲状腺左叶囊性结节硬化治疗

甲状腺囊性结节硬化治疗术前检查(A、B、C)示左叶胸骨后方巨大无回声,范围约 5.4cm×
5.9cm×4.3cm,内回声不均,偏心处可见短条状中高回声,CDFI:未见明显血流信号。体积:
71.731ml。治疗术中(D、E)为患者仰卧位,常规消毒铺巾,2% 利多卡因局麻后,取 18G 穿刺针对
无回声进行穿刺,抽出暗红色 40ml,注入生理盐水反复冲洗,共用 25ml 至清亮。注入 3% 聚桂醇
10ml,保留 3min,抽出 5ml。甲状腺囊性结节硬化治疗术后 3 个月复查(F、G、H)左叶胸骨后方,无
回声,范围约 1.7cm×1.5cm×0.7cm,内回声不均,偏心处可见短条状中高回声,CDFI:未见明显血
流信号。体积:0.934ml,体积变化率:98.7%

【点评】甲状腺良性结节约占甲状腺结节的 70%,大多无须特殊处理,通过超声随访、观
察即可。当甲状腺良性结节出现以下表现时应积极干预:①合并甲状腺功能异常;②病史在
3 个月以上,期间复查结节体积变大或未见明显缩小;③病史短暂但结节出现疼痛、有压迫
症状和 / 或影响美观等表现。

本病例中患者左叶巨大囊性结节已延伸至胸骨上窝,患者压迫症状明显,有干预的指
征。硬化剂注射是良性结节常用的治疗方法,其原理是通过硬化剂破坏囊壁上具有分泌功
能的上皮细胞蛋白使之变性,从而丧失分泌功能,使囊腔粘连、塌陷、纤维化后形成钙化灶或
囊腔闭合。具有创伤小、安全经济、可重复性高的优势。硬化治疗的适应证为:①囊性成分
占 50% 以上及囊腔最大径线>2cm 的囊性结节;②病史在 3 个月以上(期间复查囊腔变大
或未见明显缩小);③病史短暂但结节疼痛、有压迫症状和 / 或影响美观。禁忌证为:①超声
检查显示囊内存在富血供乳头状结节及微钙化等疑为恶性病变的成分,并被 FNA 所证实为
恶性;②甲状腺癌病史;③乙醇过敏史。本病例为囊性为主的无回声结节,且 FNA 证实为
良性结节(Bethesda Ⅱ类),排除禁忌证后行硬化治疗。3 个月后结节体积明显缩小,有效缓
解了患者的压迫症状。

病例 92

【病史】男,50 岁,甲状腺结节 2 年余。

【病理诊断】FNA 提示：良性结节,Bethesda Ⅱ类。

【实验室检查】无。

【其他影像学检查】无。

【超声表现】见图 92-1。

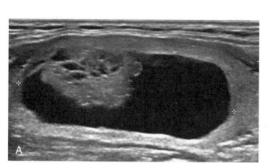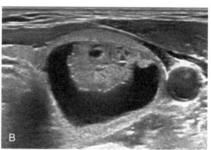

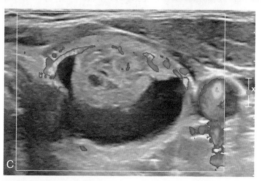

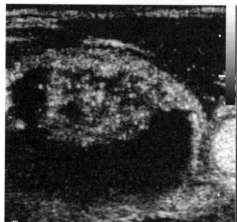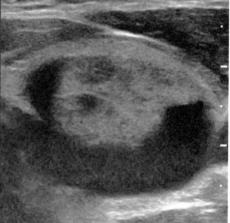

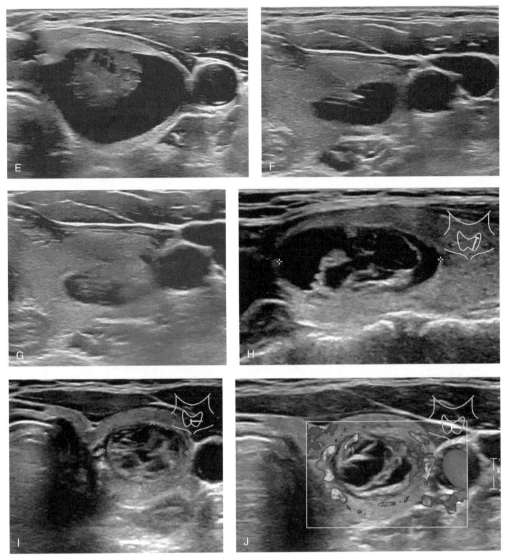

图 92-1　甲状腺左叶囊实性结节硬化治疗

硬化治疗术前超声检查(A、B、C)示甲状腺左叶无回声囊性结节占据左叶大部,大小 4.3cm×2.8cm×2.0cm,壁上可见中等回声,2.0cm×1.1cm,内部蜂窝状无回声,CDFI:周边血流部分环绕,内部穿入规则、丰富条状血流信号。体积:12.608ml。术前超声造影(D)示增强早期微泡晚于周边实质进入实性成分内,呈不均匀等增强,增强晚期与周边实质同步退出。硬化治疗术中(E、F、G)为患者仰卧位,常规消毒铺巾,2% 利多卡因局麻后,取活检针对甲状腺左叶囊实性结节进行穿刺,抽出褐色黏稠囊液 8ml,注入 8ml 无水乙醇及生理盐水注射液反复冲洗两次,保留无水乙醇液 2ml。术后 1 个月复查(H、I、J)甲状腺左叶可见中低回声,大小 2.6cm×1.7cm×1.2cm,内部可见网格状无回声,CDFI:周边血流部分环绕,内部穿入规则、条状血流信号。体积:2.777ml,体积缩小率:78.0%。

【点评】本病例中甲状腺左叶巨大囊性结节占据左叶大部,壁上实性成分不足 50%,是以囊性成分为主的囊实性结节。超声造影提示实性成分内有微泡进入,呈不均匀等增强,为 FNA 提供依据。FNA 结果证实为良性结节(Bethesda Ⅱ),符合硬化治疗的适应证。首先通过穿刺针抽出褐色黏稠囊液,使结节体积减小,再注入无水乙醇及生理盐水注射液反复冲洗,最后保留无水乙醇液,以达到硬化治疗的效果。甲状腺结节体积变化率(volume reduction rate,VRR)是评价治疗效果的重要指标,计算公式为 VRR=(治疗前体积 – 治疗后体积)/治疗前体积,其中 VRR ≥ 50% 为治疗有效,VRR>90% 为显著有效。本病例中患者治疗 1 个月后复查,VRR 为 78%,结节体积明显缩小,硬化治疗效果良好。

病例 93

【病史】女,52 岁,甲状腺结节 4 年余。

【病理诊断】甲状腺右叶 FNA 结果提示:良性病变,考虑良性滤泡结节。

【实验室检查】无。

【其他影像学检查】无。

【超声表现】消融术前见图 93-1,消融术中及术后随访见图 93-2。

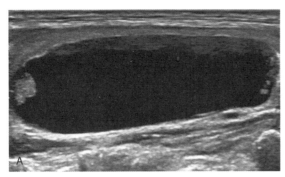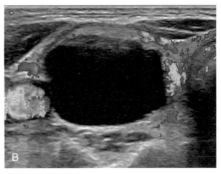

图 93-1　消融术前甲状腺右叶实性结节超声声像图表现

纵切面(A)示甲状腺右叶巨大无回声,5.0cm×2.8cm×1.7cm,边缘规则,边界清,壁上中等回声,
0.7cm×0.4cm;横切面 CDFI(B)示结节边缘条状血流信号。

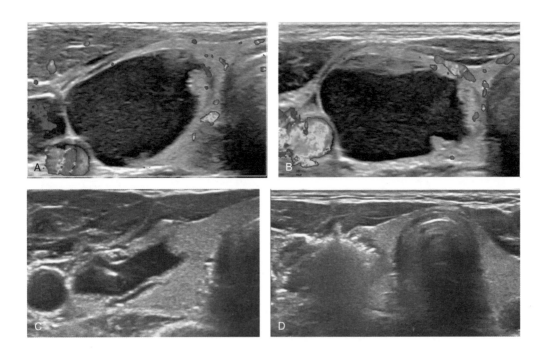

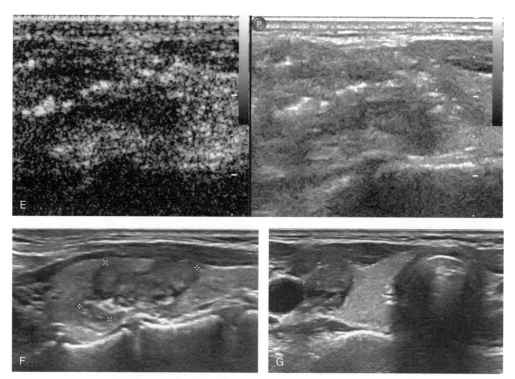

图 93-2　甲状腺右叶囊实性结节射频消融及术后随访图像

纵切面及横切面(A、B)示消融前结节大小 5.0cm×2.8cm×1.7cm,初始体积 12.65ml;纵切面及横切面(C、D)示甲状腺右叶囊实性结节射频消融图像;消融后超声造影(E)示无微泡进入,呈无增强;消融 1 个月后复查(F、G),大小 2.1cm×1.0cm×1.0cm,体积 1.10ml,体积减小率 VRR=91.3%。

病例 94

【病史】女,54 岁,甲状腺结节 2 年余。

【病理诊断】甲状腺右叶 FNA 结果提示:良性病变,考虑良性滤泡结节。

【实验室检查】无。

【其他影像学检查】无。

【超声表现】消融术前见图 94-1,消融术中及术后随访见图 94-2。

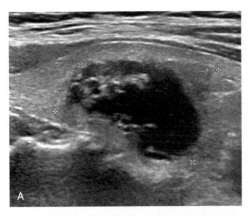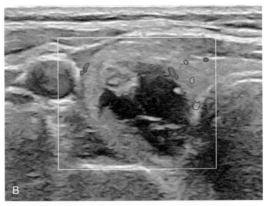

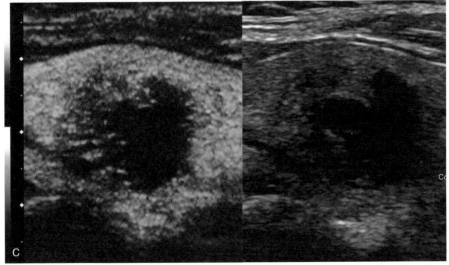

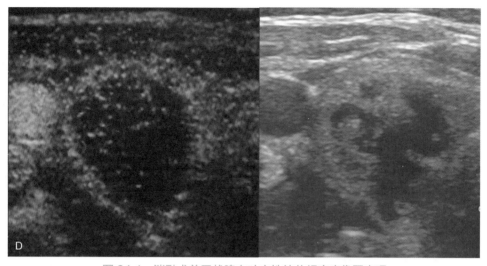

图 94-1 消融术前甲状腺右叶实性结节超声声像图表现

纵切面（A）示甲状腺右叶囊实性混合回声结节，大小约 2.7cm×2.0cm×2.4cm，形态规则，边界清晰，内以无回声为主；横切面 CDFI（B）示实性部分少许血流信号；超声造影（C、D）示结节实性部分增强早期与周围组织同步呈等增强，增强晚期与周围组织同步减退呈等增强。

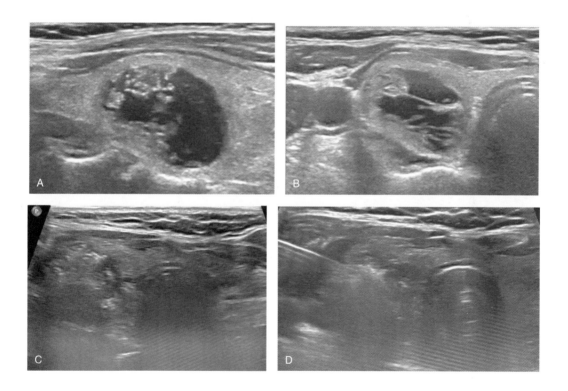

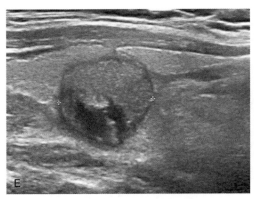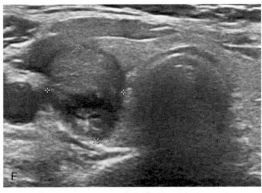

图 94-2　甲状腺右叶囊实性结节射频消融及术后随访图像

消融前纵切面及横切面(A、B)示消融前结节大小 2.7cm×2.0cm×2.4cm,初始体积 6.72ml。纵切面及横切面(C、D)示甲状腺右叶囊实性结节消融术中超声图像。消融 3 个月后复查(E、F),大小 1.8cm×1.3cm×1.7cm,体积 2.06ml,体积减小率 VRR=69.4%。

病例 95

【病史】女,51岁,甲状腺结节4年余。

【病理诊断】甲状腺左叶 FNA 结果提示:良性病变,考虑良性滤泡结节。

【实验室检查】无。

【其他影像学检查】无。

【超声表现】消融术前见图 95-1。

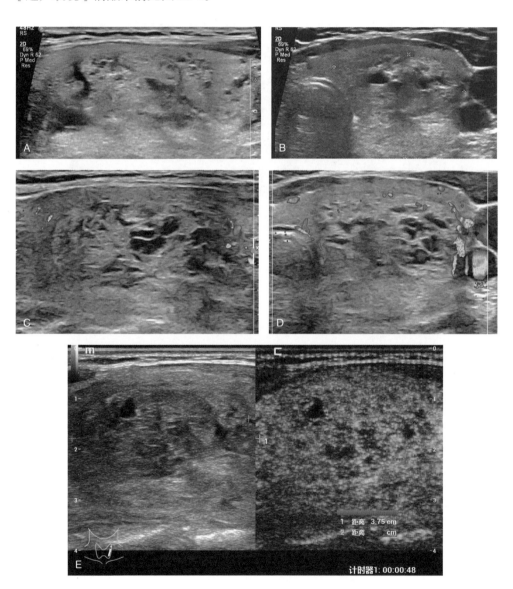

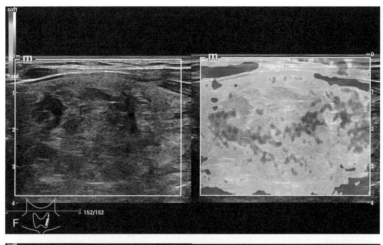

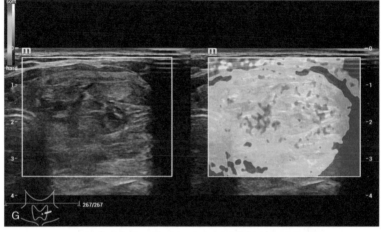

图 95-1　消融术前甲状腺左叶囊实性结节超声声像图表现

纵横切面(A、B)示甲状腺左叶囊实性混合回声结节,大小 5.3cm×2.5cm×3.3cm,边缘规则,边界清,呈多结节融合状,内部蜂窝状及裂隙状无回声;纵横切面 CDFI(C、D)示结节边缘及内部条状血流信号;纵切面超声造影(E)示增强早期结节与周边实质呈同步等增强,周边可见环状增强,增强晚期与周边实质同步消退;纵横切面弹性成像(F、G)示质地中等。

【点评】甲状腺良性结节消融治疗的适应证如下:①超声提示良性,细针穿刺活检证实为良性的结节;②经评估,患者自身条件不能耐受外科手术治疗或患者主观意愿拒绝外科手术治疗的;③同时满足条件①、②,再满足以下条件之一:A.结节明显增长(1 年内体积增大50% 以上,或至少有 2 条径线增加超过 20% 或超过 2mm);B.患者存在与结节明显相关的自觉症状(如异物感、颈部不适或疼痛);C.结节明显外凸影响美观并要求治疗;D.患者思想顾虑过重影响正常生活而拒绝临床观察;E.自主功能性结节引起甲状腺功能亢进症状。

　　本病例中患者甲状腺左叶体积较大的囊实性结节,灰阶超声、超声造影、弹性成像均提示良性结节,经 FNA 证实为良性滤泡结节。患者出现颈部不适、异物感,并主观要求进行射频消融治疗。射频消融治疗 1 周后复查,体积减小不明显,VRR 仅为 5.0%。1 个月后复查体积较消融前明显减小,VRR 为 41.9%。因此,超声引导下射频消融是治疗甲状腺良性结节的有效方法之一,对于实性成分较多的结节,消融后结节不会立即缩小,随着时间推移结节坏死成分逐渐吸收,结节体积逐渐减小(图 95-2)。

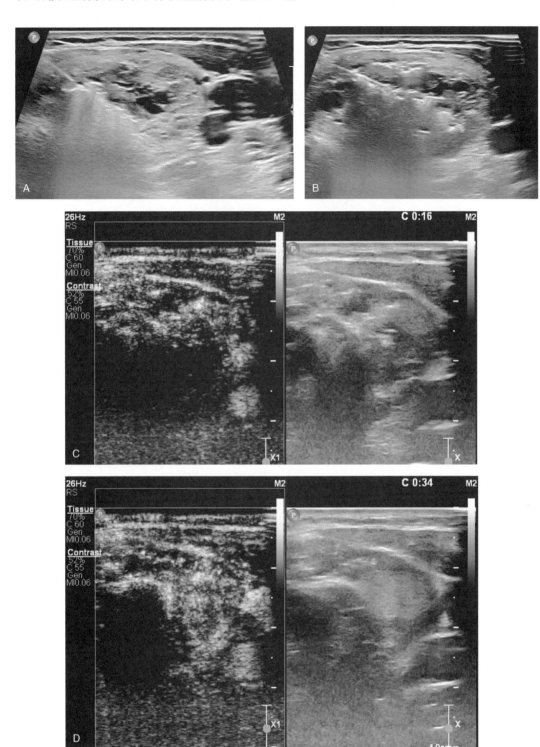

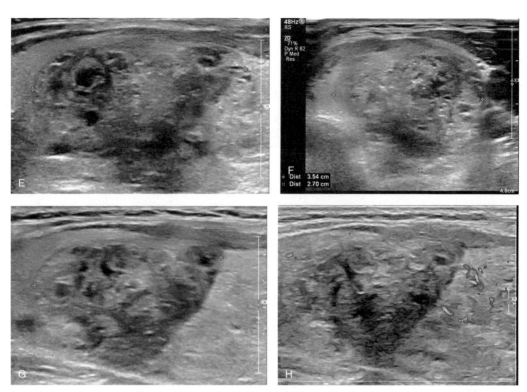

图 95-2　甲状腺左叶囊实性结节射频消融及术后随访图像

消融术中纵切面及横切面（A、B）示甲状腺左叶囊实性结节射频消融图像；消融术后纵切面及横切面（C、D）示消融后超声造影提示无微泡进入，呈无增强；消融1周后复查（E、F）结节大小4.3cm×3.5cm×2.7cm，体积21.27ml，体积减小率 VRR=5.0%；消融1个月后复查（G、H）结节大小3.7cm×2.8cm×2.4cm，体积13.10ml，体积减小率 VRR=41.9%

病例 96

【病史】女,33 岁,体检发现甲状腺结节 6 个月余。

【病理诊断】FNA 提示:考虑滤泡性腺瘤。

【实验室检查】甲状腺功能七项检查正常。

【其他影像学检查】无。

【超声表现】见图 96-1。

【点评】右叶结节特征:实性、中等回声、边缘规则、周边规则低回声细晕;低风险 /TR3/ C-TI-RADS 4A 类。

　　ATA 风险分层:低风险(实性、中等回声、无可疑恶性征象)。

　　ACR TI-RADS:3 分(实性 2 分,中等回声 1 分),TR 3。

　　C-TI-RADS:1 分(实性 1 分 1),4A 类。

　　FNA 提示:考虑滤泡性腺瘤,可行消融治疗。

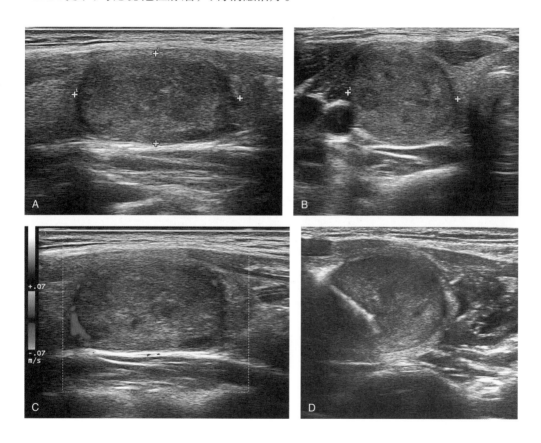

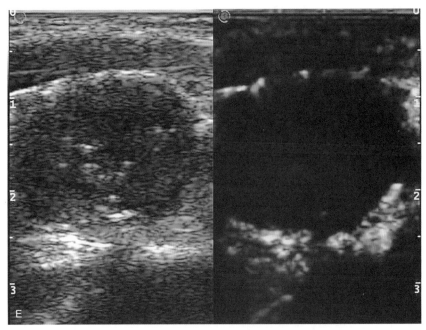
图 96-1　甲状腺右叶实性结节消融前后超声声像图表现

消融前纵横切面灰阶超声(A、B)示甲状腺右叶下极中等回声实性结节,大小约 2.9cm×2.0cm×1.5cm,边缘规则,边界清,周边可见规则低回声细晕;消融前纵切面 CDFI(C)示结节周边环绕血流信号。消融术中灰阶超声(D)可见病灶及周围组织被强回声覆盖。消融治疗后(E)病灶呈不均匀低回声,术后即刻超声造影提示消融处未见增强。

病例 97

【病史】女,38 岁,体检发现甲状腺结节 2 年余,行超声引导下微波消融治疗。

【病理诊断】FNA 提示:考虑滤泡性腺瘤。

【实验室检查】甲状腺功能七项检查正常。

【其他影像学检查】无。

【超声表现】见图 97-1。

【点评】左叶结节特征:囊实性、中等回声、边缘规则;低风险 /TR 2/C-TI-RADS 3 类。

ATA 风险分层:低风险(囊实性、中等回声、实性部分偏心、无可疑恶性征象)。

ACR TI-RADS:2 分(囊实性 1 分,中等回声 1 分),TR 2。

C-TI-RADS:0 分,3 类。

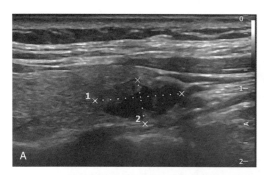
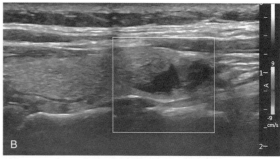
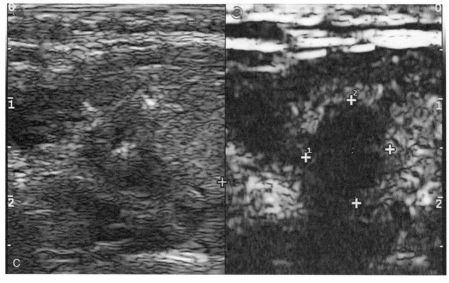

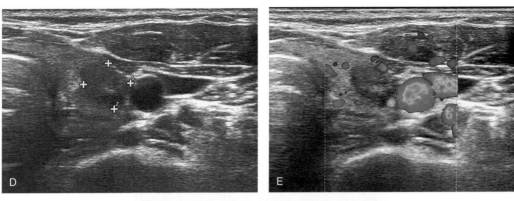

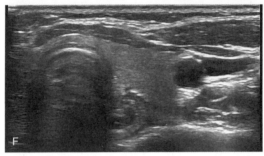

图 97-1　甲状腺右叶实性结节消融前后超声声像图表现

消融前纵切面(A、B)示甲状腺左叶下极中等回声囊实性结节,大小约 1.2cm×1.0cm×0.6cm,边缘规则,边界清,CDFI 示结节周边可见少许短条状血流信号。消融术后即刻超声造影(C)示消融处未见增强。消融术后 1 个月(D、E)左叶消融处呈低回声,大小约 0.8cm×0.8cm×1.0cm,CDFI 示消融处未见明显血流信号。消融术后 6 个月横切面(F)左叶消融处未见明显低回声区。

病例 98

【病史】女,18 岁,无意中发现右颈部肿块半个月余,行超声引导下射频消融治疗。

【病理诊断】FNA 提示:考虑滤泡性腺瘤。

【实验室检查】甲状腺功能七项检查正常。

【其他影像学检查】无。

【超声表现】见图 98-1。

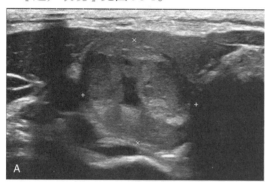
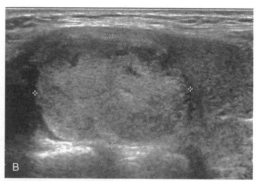
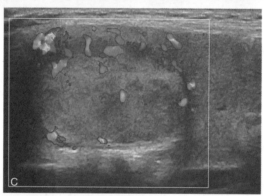
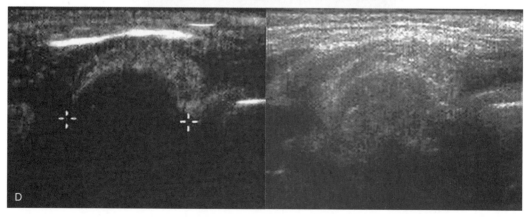

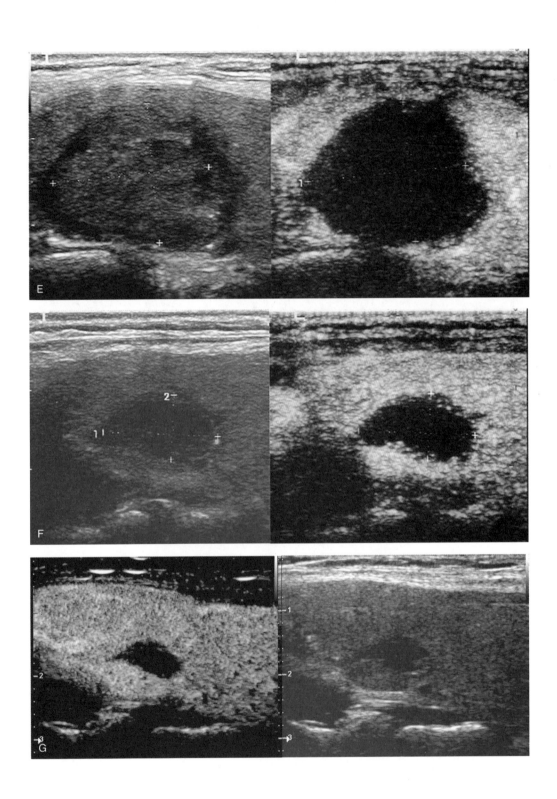

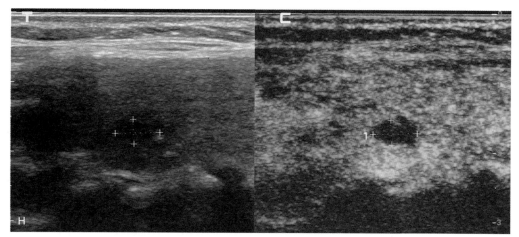
图 98-1　甲状腺右叶囊实性结节消融前后超声声像图表现

消融前横纵切面（A、B、C）示甲状腺右叶上中部高回声囊实性结节，大小约 3.0cm×2.3cm×2.0cm，边缘规则，边界清，周边可见规则低回声细晕，内部回声不均，可见多处无回声区，CDFI 示结节周边环绕、内部短条状血流信号。消融术后即刻超声造影（D）示消融处未见增强，未增强范围约 2.9cm×2.4cm×2.0cm。

消融术后 1 个月（E）消融处呈低回声，大小 2.4cm×1.6cm×1.5cm（病灶缩小率 58%），超声造影示低回声处周边部呈等增强，内大部分区域呈无增强表现，无增强范围约 1.9cm×1.6cm×1.4cm（病灶缩小率 69%）。消融术后 3 个月（F）消融处呈低回声，大小约 1.8cm×1.3cm×1.1cm（病灶缩小率 81%），超声造影示低回声区域呈无增强表现，无增强范围约 1.5cm×1.0cm×0.8cm（病灶缩小率 88%）。消融术后 6 个月（G）消融处呈低回声，大小 1.4cm×0.8cm×0.8cm（病灶缩小率 94%），超声造影示低回声区域呈无增强表现，无增强范围约 1.0cm×0.5cm×0.5cm（病灶缩小率 98%），低回声区域背侧可见等增强区域，范围约 1.1cm×0.6cm×0.5cm。消融术后 1 年（H）消融处呈低回声，大小 1.3cm×0.9cm×0.7cm（病灶缩小率 94%），超声造影提示低回声区域呈无增强表现，无增强范围约 0.7cm×0.4cm×0.4cm（病灶缩小率 99%）。

【点评】右叶结节特征：囊实性、高回声、边缘规则；极低风险 /TR 2/C-TI-RADS 3 类。

ATA 风险分层：极低风险（囊实性、实性部分不偏心、无可疑恶性征象）。

ACR TI-RADS：2 分（囊实性 1 分，高回声 1 分），TR 2。

C-TI-RADS：0 分，3 类。

病例 99

【病史】女,40 岁,无意中发现左颈部肿块 3 个月余,行超声引导下抽液后实性部分射频消融治疗。

【病理诊断】FNA 提示:考虑滤泡性腺瘤。

【实验室检查】甲状腺功能七项检查正常。

【其他影像学检查】无。

【超声表现】见图 99-1。

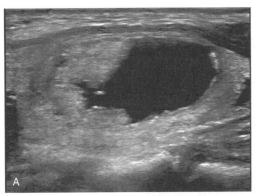

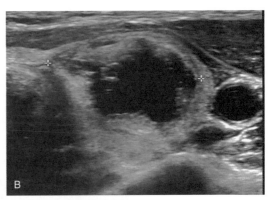

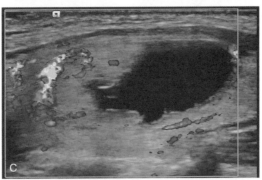

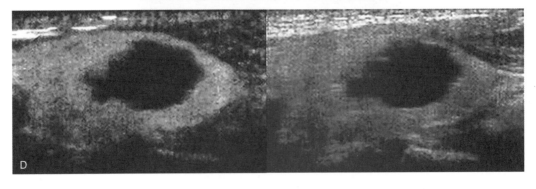

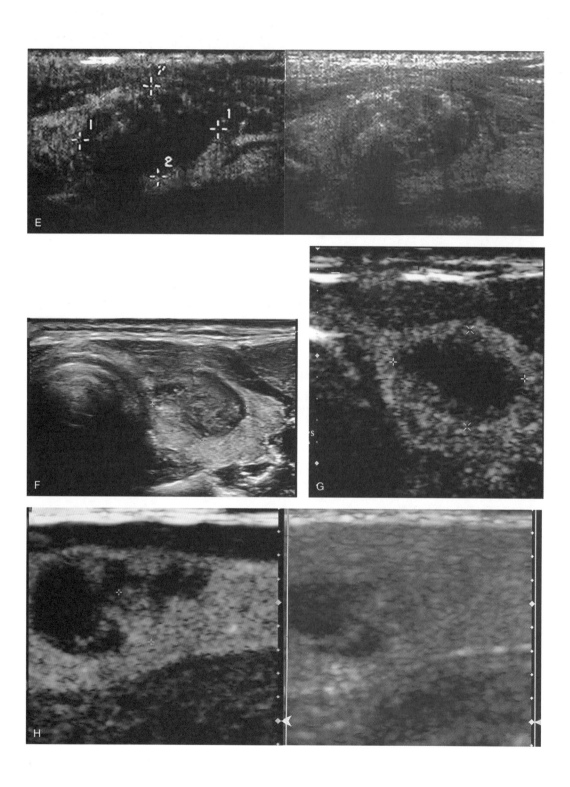

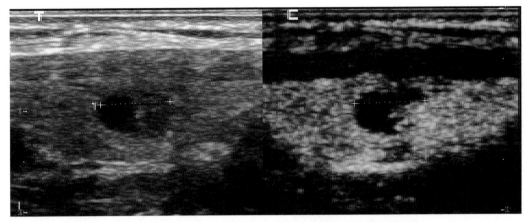

图 99-1　甲状腺左叶囊实性结节消融前后超声声像图表现

消融前横纵切面（A、B、C）示甲状腺左叶中下部中等回声囊实性结节，大小约 3.1cm×2.2cm×1.5cm，边缘规则，边界清，CDFI 示结节周边可见环绕、内部短条状血流信号；消融前纵切面超声造影（D）示结节实性部分呈等增强，囊性部分未见增强。消融术后即刻超声造影（E）示消融处未见增强，未增强范围约 2.7cm×1.9cm×1.7cm。消融术后 1 个月（F、G）消融处呈低回声，大小 2.2cm×1.3cm×1.1cm（病灶缩小率 74%），超声造影示低回声处周边部呈等增强，内大部分区域呈无增强表现，无增强范围约 1.8cm×1.2cm×0.9cm（病灶缩小率 78%）。消融术后 6 个月（H）消融处呈低回声，大小约 1.6cm×0.9cm×0.8cm（病灶缩小率 91%），超声造影示低回声区域呈无增强表现，无增强范围约 1.6cm×0.9cm×0.7cm（病灶缩小率 88%），周边部呈不规则环状等增强，最宽处可以 0.5cm。消融术后 1 年（I）消融处呈低回声，大小 1.1cm×0.9cm×0.6cm（病灶缩小率 95%），超声造影示低回声区域呈无增强表现，无增强范围约 0.7cm×0.5cm×0.5cm（病灶缩小率 97%），周边部可见等增强区，最宽处宽约 0.2cm。

【点评】左叶结节特征：囊实性、中等回声、边缘规则；低风险/TR 2/C-TI-RADS 3 类。

ATA 风险分层：低风险（囊实性、实性部分偏心、无可疑恶性征象）。

ACR TI-RADS：2 分（囊实性 1 分，中等回声 1 分），TR 2。

C-TI-RADS：0 分，3 类。

病例 100

【病史】女,35 岁,甲状腺微小癌消融术后 12 个月。

【病理诊断】FNA 提示:(右侧甲状腺结节)甲状腺乳头状癌。

【实验室检查】甲状腺功能七项检查正常。

【其他影像学检查】无。

【超声表现】见图 100-1,图 100-2。

【点评】右叶结节特征:实性、低回声、边缘不规则、粗大钙化;高风险 /TR 5/C-TI-RADS 4B 类。

　　ATA 风险分层:高风险(实性、低回声、边缘不规则)。

　　ACR TI-RADS:7 分(实性 2 分,低回声 2 分,边缘不规则 2 分,粗大钙化 1 分),TR5。

　　C-TI-RADS:2 分(实性 1 分,边缘不规则 1 分),4B 类。

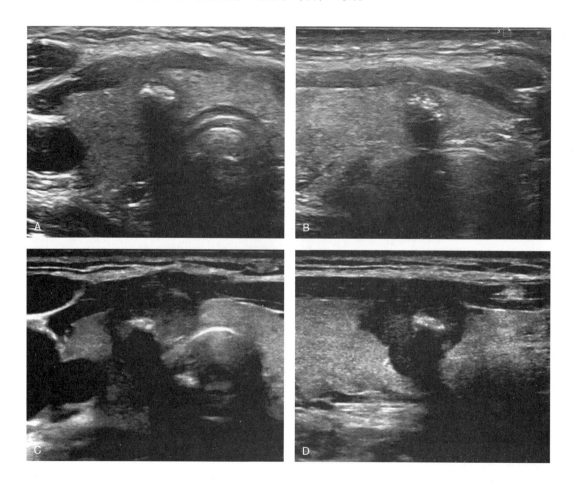

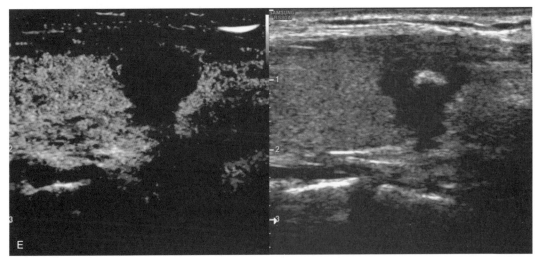

图 100-1　甲状腺右叶近峡部实性结节消融前及术后 1 个月超声声像图表现

消融前横纵切面(A、B)示甲状腺右叶中下部近峡部低回声实性结节,大小约 0.7cm×0.5cm×0.6cm,边缘不规则,边界不清,内见多发强回声,后伴宽大声影。消融术后 1 个月(C、D)消融处呈低回声,大小约 1.5cm×1.3cm×1.2cm,与消融术后当天相比,病灶减小(病灶缩小率 18%)。消融术后 1 个月超声造影(E)示低回声周边呈等增强,内呈无增强表现,无增强范围约 1.3cm×1.1cm×1.1cm(病灶缩小率 45%)。

消融术后 1 个月,原结节处呈低回声表现,与消融术后当天相比,病灶缩小率约 18%,内见数个粗大强回声;超声造影显示,该区域周边呈现等增强,超声造影后该低回声呈无增强表现,消融灶缩小率约 45%。消融术后 6 个月病灶缩小率约 97%,内见数个粗大强回声;超声造影后该低回声呈无增强表现,消融灶缩小率约 98%。消融术后 12 个月,原射频消融治疗处病灶已显示不清,局部仅见低回声,成针道样改变;超声造影后该低回声处与周围甲状腺组织呈等增强表现。

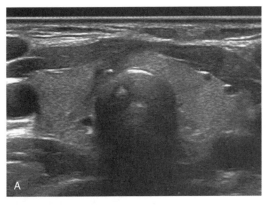
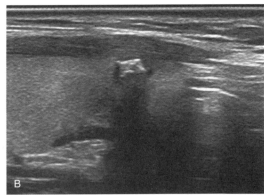

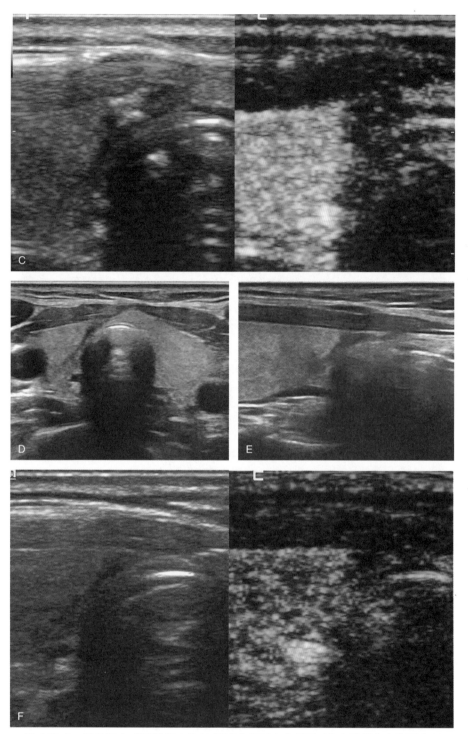

图 100-2　甲状腺右叶近峡部实性结节消融术后 6 个月及 12 个月超声声像图表现

消融术后 6 个月（A、B、C）消融处呈低回声，大小约 0.5cm×0.5cm×0.4cm（病灶缩小率 97%），内见多处粗大强回声，后伴宽大声影；超声造影（C）示低回声区域呈无增强表现，无增强范围约 0.5cm×0.5cm×0.4cm（病灶缩小率 98%）。消融术后 12 个月（D、E、F）消融处局部仅见低回声，呈针道样；超声造影（F）示该低回声处与周围甲状腺组织呈等增强表现。

附录　甲状腺结节分级指南

附表1　2015年美国甲状腺学会《成人甲状腺结节与分化型甲状腺癌治疗指南》
(简称"ATA指南")超声风险分级[1]

风险分层	超声特征*	恶性率	FNA建议
良性	囊性结节	<1%	无须FNA
极低风险	"海绵"样的结节:囊实性结节实性部分不偏心,无可疑恶性超声特征	<3%	≥2.0cm FNA
低风险	等回声或高回声的实性结节或囊实性结节的实性部分偏心,无微钙化、边缘不规则、纵横比>1及腺体外侵犯	5%~10%	≥1.5cm FNA
中等风险	实性低回声结节,边缘光滑、规则,无可疑恶性超声特征;	10%~20%	≥1cm FNA
高风险	实性低回声或囊实性结节中的实性成分为低回声,同时具有以下一项或多项超声特征:不规则边缘(小分叶、毛刺、浸润性);微钙化;纵横比>1;边缘钙化中断,低回声突出钙化外;腺体外侵犯	70%~90%	≥1cm FNA

*ATA指南中提出可疑恶性结节的超声特征包括:不规则边缘(小分叶、毛刺、浸润性),微钙化,纵横比>1;边缘钙化中断、低回声突出钙化外,腺体外侵犯。

附表2　美国放射学会甲状腺结节TI-RADS分级(ACR TI-RADS)[2]

TI-RADS分级	分值*	恶性率	FNA建议规则
1	0分	良性,恶性率0	无须处理
2	2分	良性可能,恶性率<2%	无须FNA
3	3分	低度可疑恶性,恶性率<5%	≥2.5cm FNA
4	4~6分	中度可疑恶性,恶性率5%~20%	≥1.5cm FNA
5	>7分	高度可疑恶性,恶性率>20%	≥1.0cm FNA

*ACR TI-RADS恶性结节的超声特征以及分值包括:成分(囊性或几乎囊性0分,海绵征0分,囊实性1分,实性或几乎实性2分)、回声(无回声0分,高回声或等回声1分,低回声2分,极低回声3分)、形态(纵横比>1为3分,纵横比≤1为0分)、边缘(光滑0分,边界不清0分,分叶或不规则2分,甲状腺外侵犯3分)、强回声灶(无或大彗星尾0分,粗大钙化1分,周边钙化2分,点状强回声3分),根据最终分值确定ACR TI-RADS水平。

附表 3　2020 甲状腺结节超声恶性危险分层中国指南：C-TIRADS [3]

恶性风险分层	分值 *	恶性率	FNA 建议规则
1	不赋分	无结节,恶性率 0	无须处理
2	–1 分	良性,恶性率 0	无须 FNA
3	0 分	良性可能,恶性率<2%	无须 FNA
4A	1 分	低度可疑恶性,恶性率 2%~10%	≥ 1.5cm FNA
4B	2 分	中度可疑恶性,恶性率 10%~50%	≥ 1.0cm FNA
4C	3~4 分	高度可疑恶性,恶性率 50%~90%	≥ 1.0cm FNA
5	5 分	高度提示恶性,恶性率>90%	≥ 1.0cm FNA
6	活检证实为恶性	—	—

*C-TIRADS 恶性结节的超声特征包括:实性、微钙化、极低回声、边缘模糊 / 边缘不规则或甲状腺外侵犯、垂直位。每一项恶性超声特征计 1 分,彗星尾伪像,减去 1 分,根据最终的总计分值进行结节的风险分层。

推荐阅读

［1］HAUGEN BR, ALEXANDER EK, BIBLE KC, et al. 2015 American thyroid association management guidelines for adult patients with thyroid nodules and differentiated thyroid cancer: the American thyroid association guidelines task force on thyroid nodules and differentiated thyroid cancer. Thyroid, 2016, 26 (1): 1-133.

［2］TESSLER FN, MIDETON WD, GRANT EG, et al. ACR thyroid imaging, reporting and data system (TI-RADS): white paper of the ACR TI-RADS committee. Journal of the American College of Radiology. 2017, 14 (5): 587-595.

［3］中华医学会超声医学分会浅表器官和血管学组, 中国甲状腺与乳腺超声人工智能联盟. 2020 甲状腺结节超声恶性危险分层中国指南 : C-TIRADS. 中华超声影像学杂志, 2021, 30 (3): 185-200.

诊断名称	病例序号	页码
甲状舌管囊肿	1	1
异位甲状腺	2,3	3,5
甲状腺分叶	4	7
甲状腺 ZT 结节	5,6	9,10
甲状腺功能亢进	7,8	11,13
Graves 病	8	13
急性甲状腺炎	9	14
亚急性甲状腺炎	2,10,11,12,13	3,15,16,17,18
桥本氏甲状腺炎	14,15,16,17,18	19,21,22,23,25
Riedel 甲状腺炎	19	27
IgG4 相关性甲状腺炎	20	29
结节性甲状腺肿	5,21,22,23,24,25,29	9,31,33,35,36,37,45
结节性甲状腺肿伴腺瘤样增生	26,27,28	38,40,43
甲状腺腺瘤	30,31,96,97,98,99	48,50,197,199,201,204
甲状腺结甲纤维化结节	32,33,34,35	53,56,58,61
甲状腺乳头状癌(经典型)	6,29,31,41,42,43,49,50,76	10,45,50,74,77,80,93,95,146
甲状腺乳头状癌(滤泡型)	31,43,47,48,49	50,80,87,91,93
甲状腺乳头状癌(滤泡亚型)	49,76	93,146
甲状腺微小乳头状癌	36,37,38,39,40,100	64,66,68,70,72,207
甲状腺弥漫硬化型甲状腺癌	44,45,46	82,84,86
甲状腺乳头状癌(岛细胞亚型)	51	99
甲状腺乳头状癌(高细胞亚型)	52,53	101,103
甲状腺乳头状癌(柱状细胞亚型)	54	105
甲状腺滤泡癌	55,56,57,58,59,60,61,62,63,64	106,107,109,111,113,115,116,118,119,121

续表

诊断名称	病例序号	页码
甲状腺髓样癌	65,66,67,68,69,70,71,72	123,126,129,130,132,134, 136,138
甲状腺未分化癌	73,74,75	140,142,144
甲状腺淋巴瘤	77,78,79,80	153,155,157,160
甲状腺内异位甲状旁腺	81	162
甲状腺内胸腺癌	82	164
甲状腺内鳞状细胞癌	83	166
甲状腺内结肠癌转移癌	84	170
甲状腺内肾透明细胞癌转移癌	85	172
甲状腺内乳腺癌转移癌	86	174
儿童甲状腺癌	87,88,89,90	176,178,180,182
甲状腺 Bethesda Ⅱ类结节	91,92	183,185
甲状腺滤泡性结节	93,94,95	188,190,193